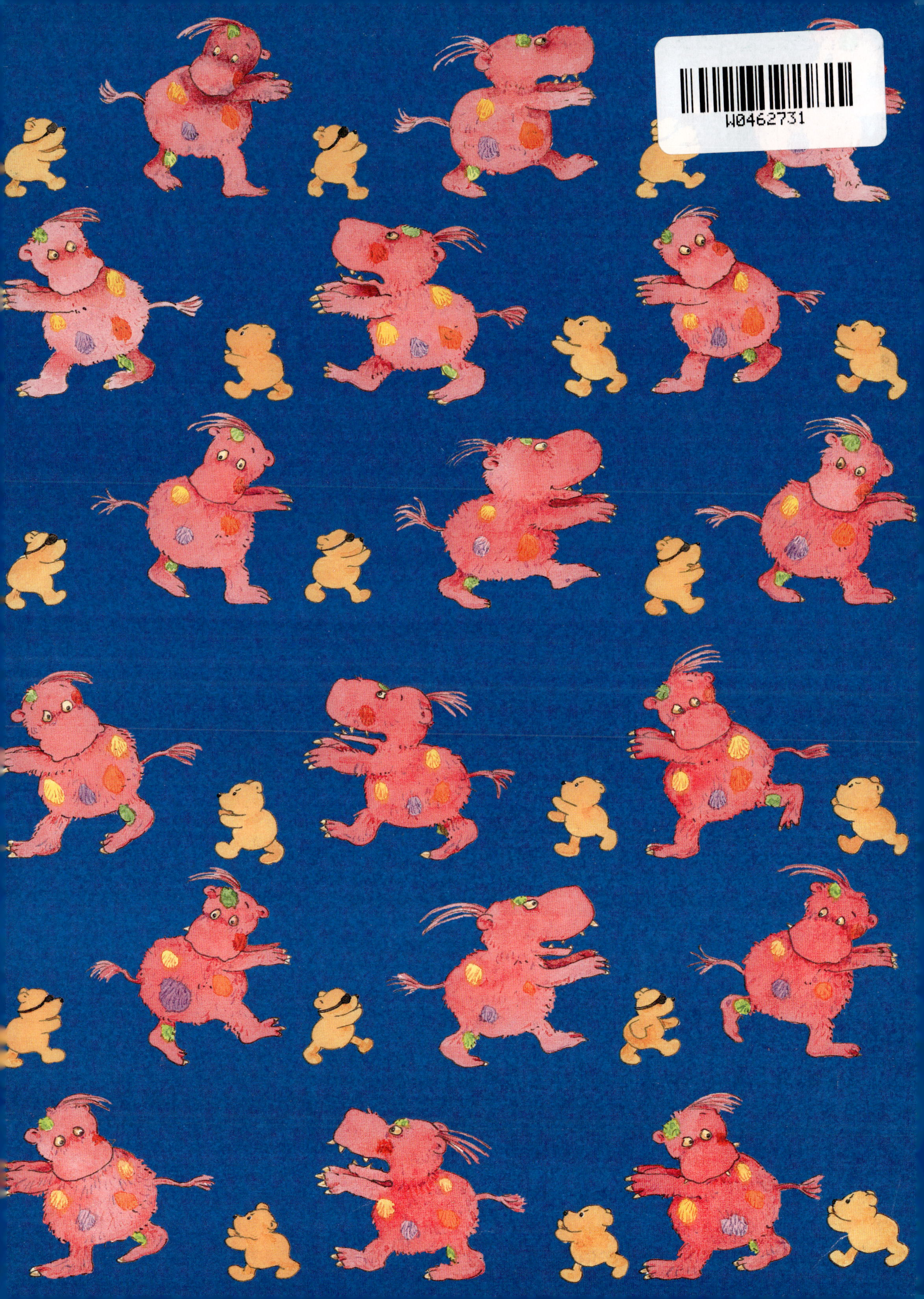

Dieses Buch gehört:

Sei lieb zu diesem Buch!

5 4 3 2 1

ISBN 3-8157-2288-8

Printed in Italy
www.coppenrath.de

HAB KEINE ANGST, WENN'S DUNKEL WIRD

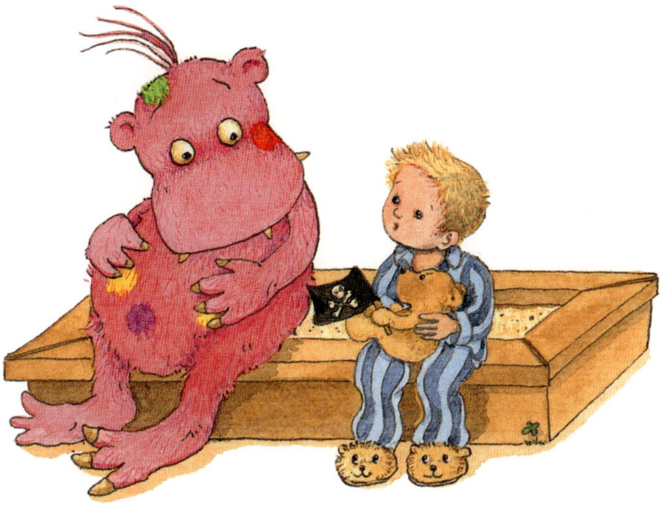

Eine Gutenachtgeschichte von Sabine Rahn
Mit Bildern von Sigrid Leberer

COPPENRATH

„So, und jetzt ab ins Bett, mein Schatz!“, sagt Mama und wischt Robin mit seinem grünen Froschwaschlappen einen Rest Zahnpastaschaum vom Mund.
„Nicht ohne Zorro!“, sagt Robin. „Wenn Zorro nicht da ist, dann kommt der Nachtnurmler.“
„Hier war noch nie ein Nachtnurmler!“, sagt Mama.
„Stimmt“, gibt Robin zu. „Aber nur weil Zorro immer bei mir schläft.“
„Ach Robin, den Nachtnurmler gibt es nicht, das habe ich dir doch schon tausendmal erklärt“, sagt Mama ein bisschen genervt.

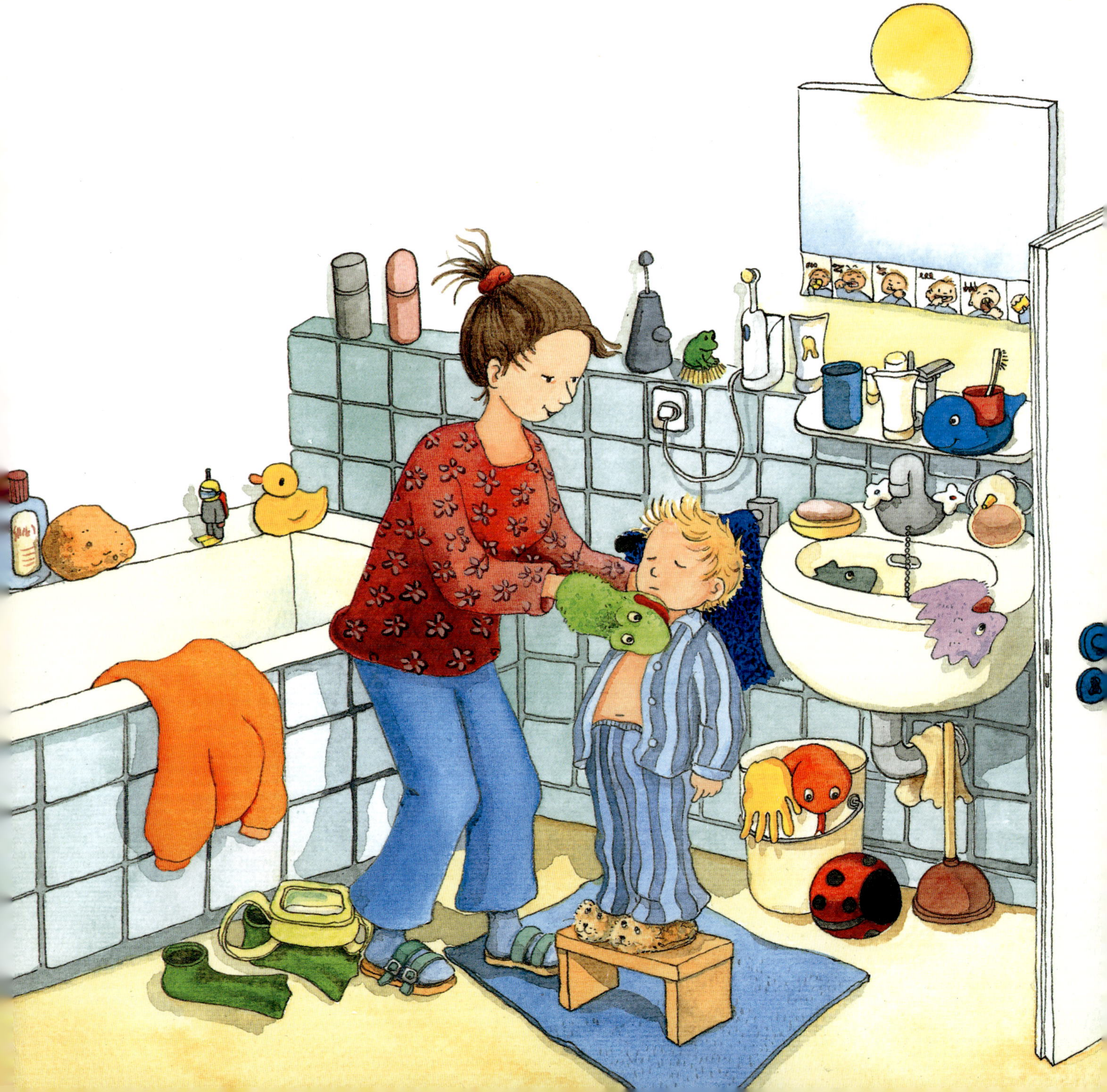

„Doch!“, behauptet Robin starrköpfig. „Der Nachtnurmler wohnt im Nurmlerhaus und kommt nur nachts heraus.“
„Ich kenne in der ganzen Stadt kein einziges Nurmlerhaus“, antwortet Mama. „Wo bitte soll das stehen?“
Robin zuckt mit den Schultern. „So ein Nurmlerhaus kann überall sein – und deshalb brauche ich meinen Zorro!“

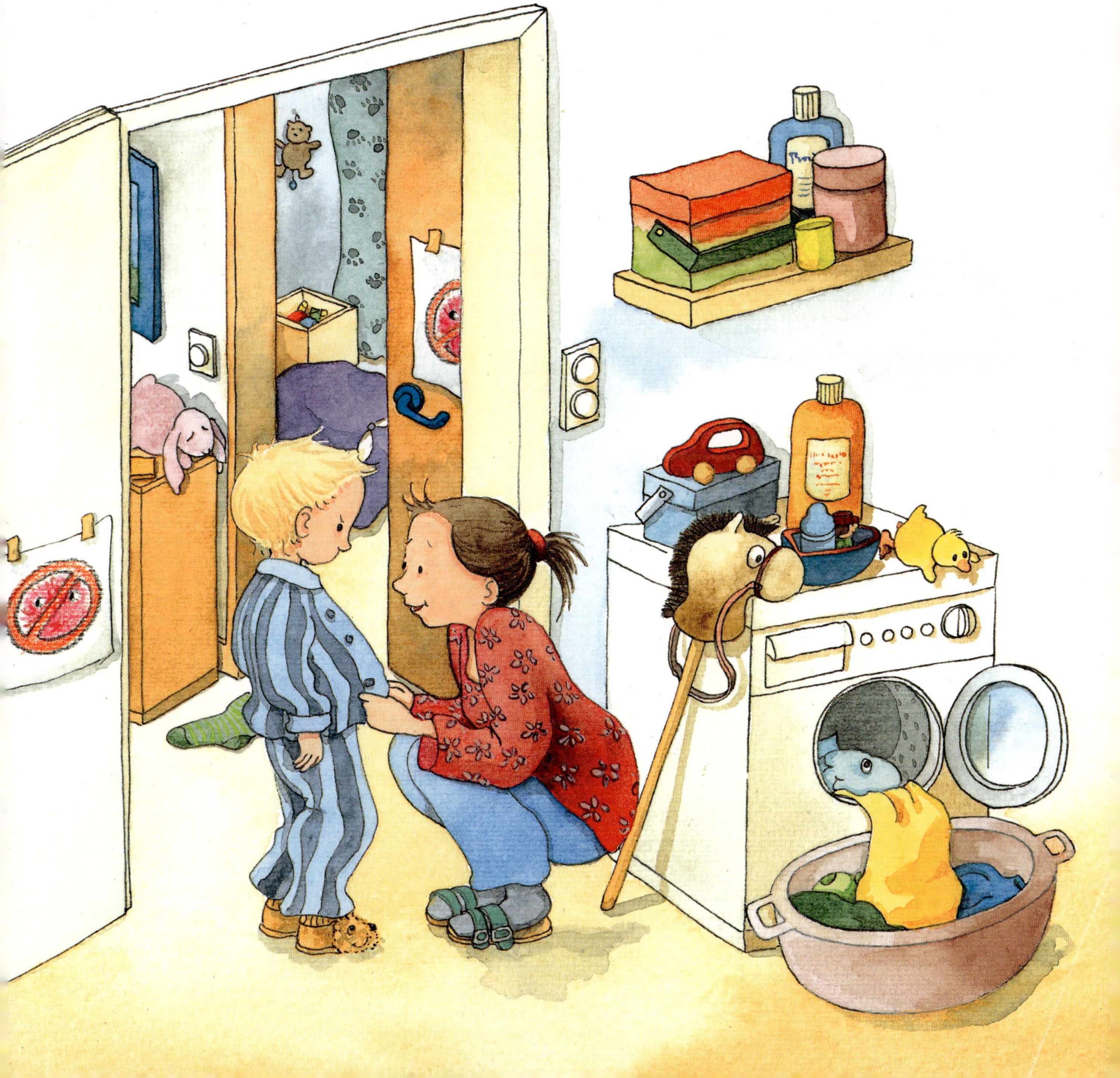

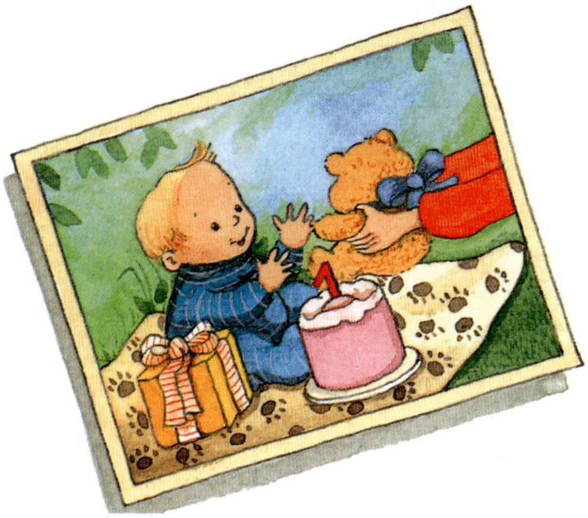

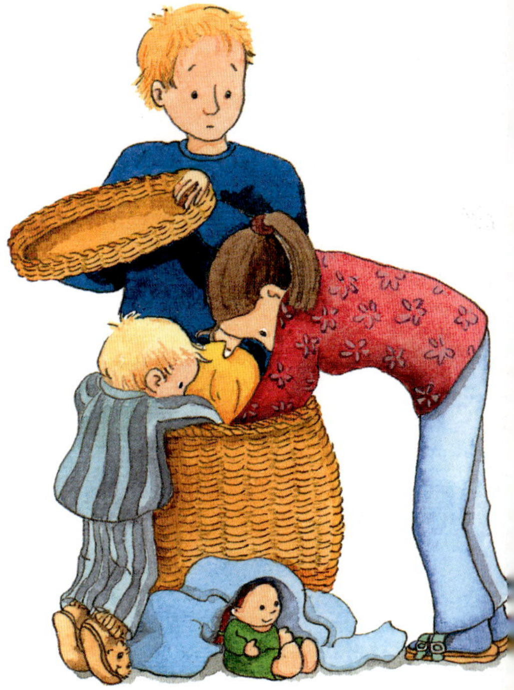

Zorro ist Robins Teddy. Er hat nur noch ein Auge und sieht mit seiner schwarzen Augenklappe so verwegen aus wie ein Pirat. Ohne ihn geht Robin nicht ins Bett. Nie – auch heute nicht! Aber heute Abend ist Zorro unauffindbar. Mama, Papa und Robin haben schon überall nach ihm gesucht:

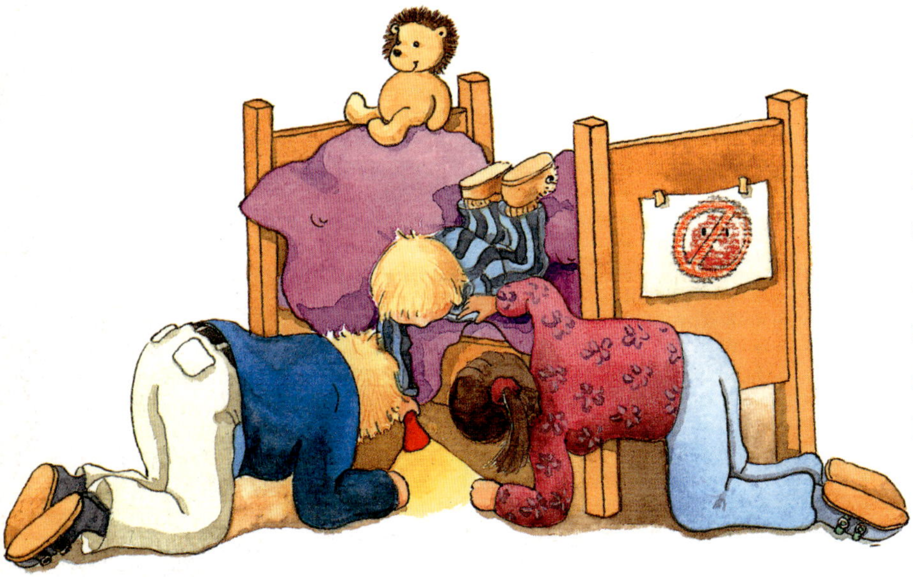

im Wäschekorb, unterm Bett, im Topfschrank … Zorro ist spurlos verschwunden. „Nimm doch heute einfach mal deinen Plüschtiger mit ins Bett!“, schlägt Mama vor. Robin schüttelt den Kopf.

„Der macht sich immer so dick beim Schlafen, dass ich keinen Platz mehr im Bett habe. Ich will Zorro.“

„Dann nimm dein Kuschel-Krokodil“, sagt Mama.

„Nee“, sagt Robin. „Das zieht mir nachts immer die Bettdecke weg. Ich will Zorro.“

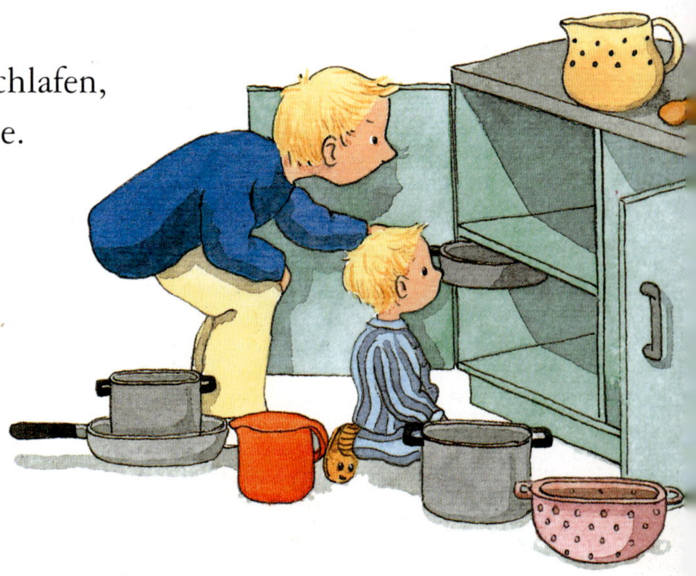

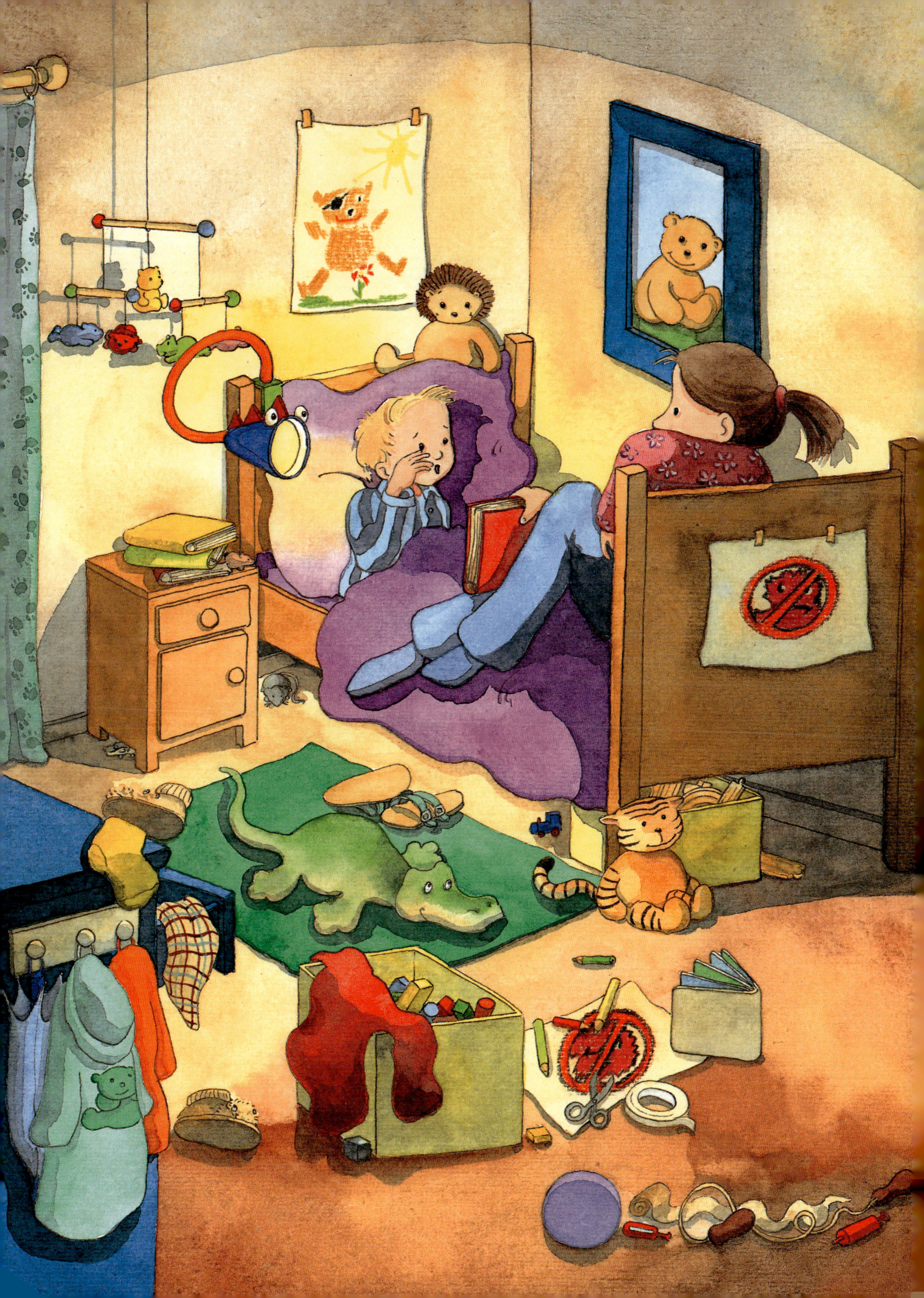

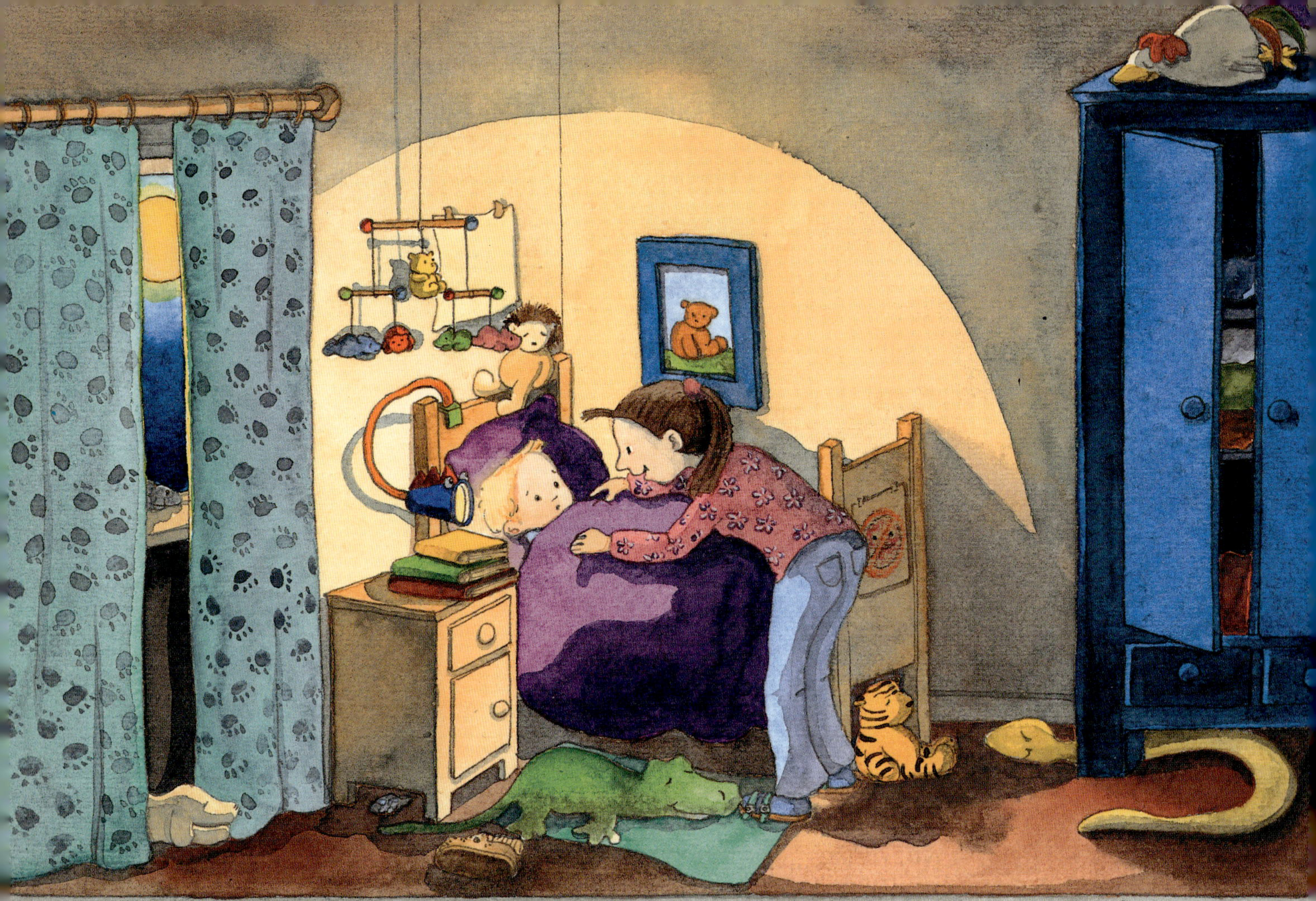

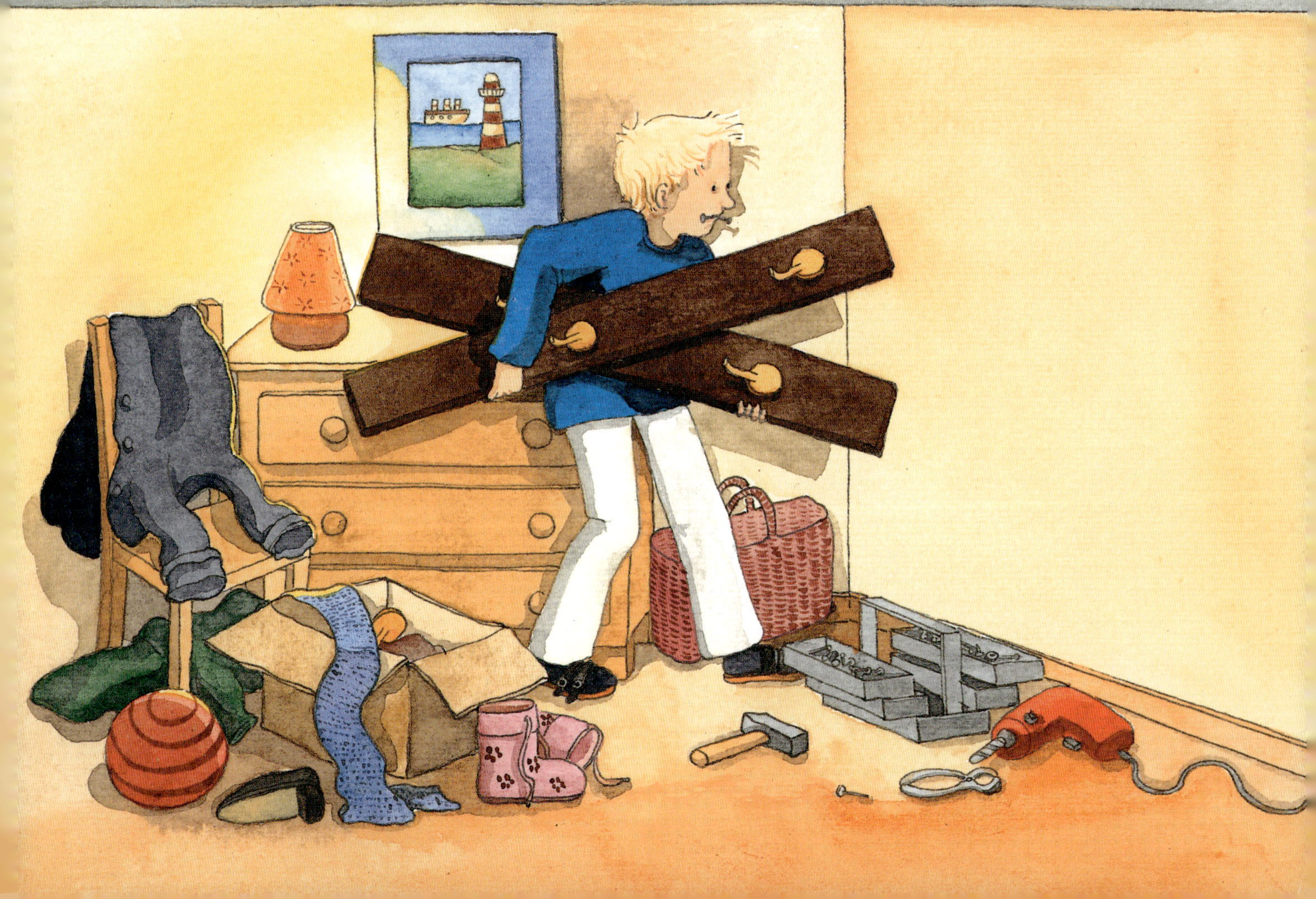

„Chris-ti-ne!“, ruft Papa von unten. Er baut gerade eine neue Garderobe und Mama muss ihm dabei abwechselnd Bretter, Schrauben und Nägel reichen. „Hilfst du mir bitte mal?!“
Mama seufzt. „Versuch doch wenigstens zu schlafen, Robin. Ich schau nachher noch mal nach dir.“ Sie gibt Robin einen Kuss und läuft nach unten.

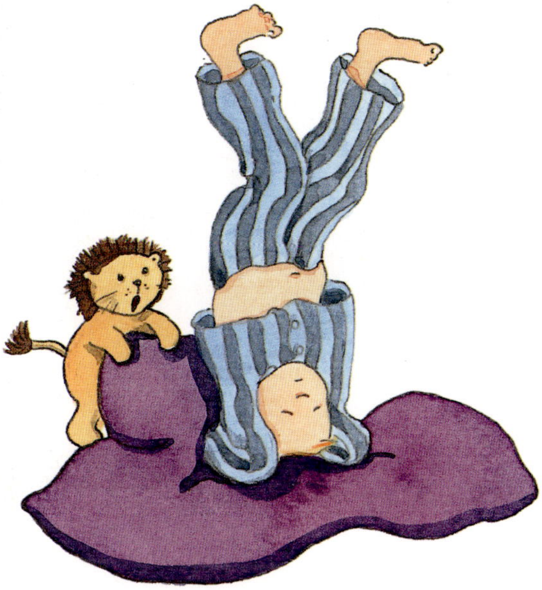

Robin gibt sich alle Mühe einzuschlafen. Er versucht es wirklich: Er macht einen Kopfstand, wie Mama, wenn sie sich bei Yoga entspannt.

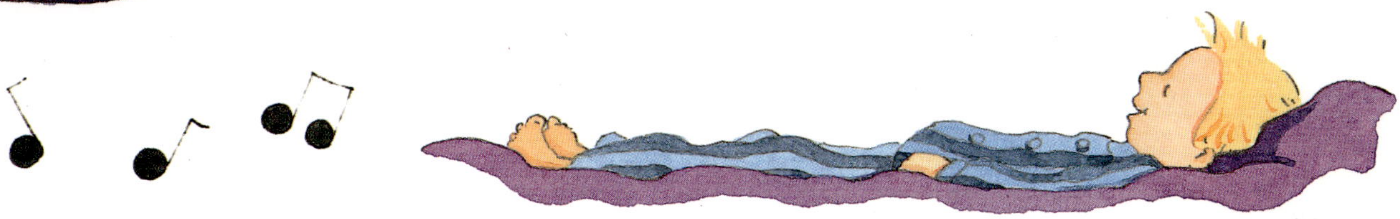

Er legt sich stocksteif hin und kneift die Augen fest zu.

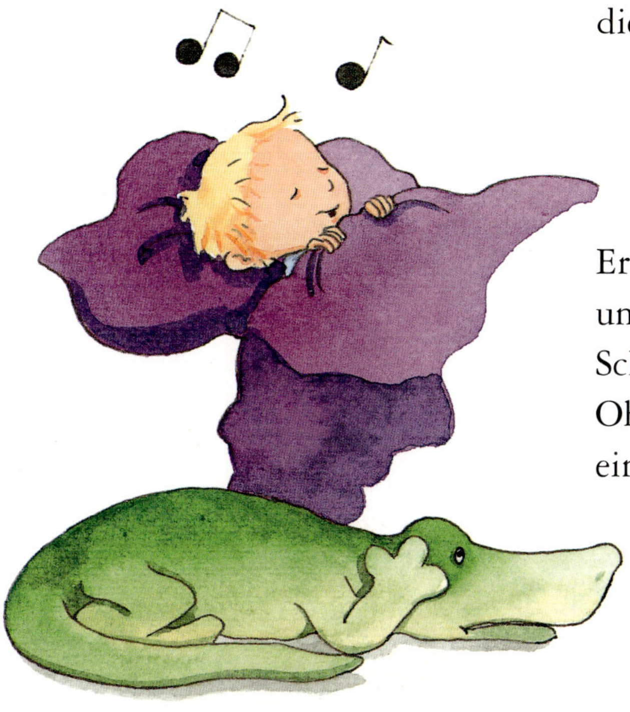

Er zieht sich die Decke über den Kopf und er singt sich sogar selbst ein Schlaflied. – Aber es hilft alles nichts. – Ohne Zorro kann er einfach nicht einschlafen.

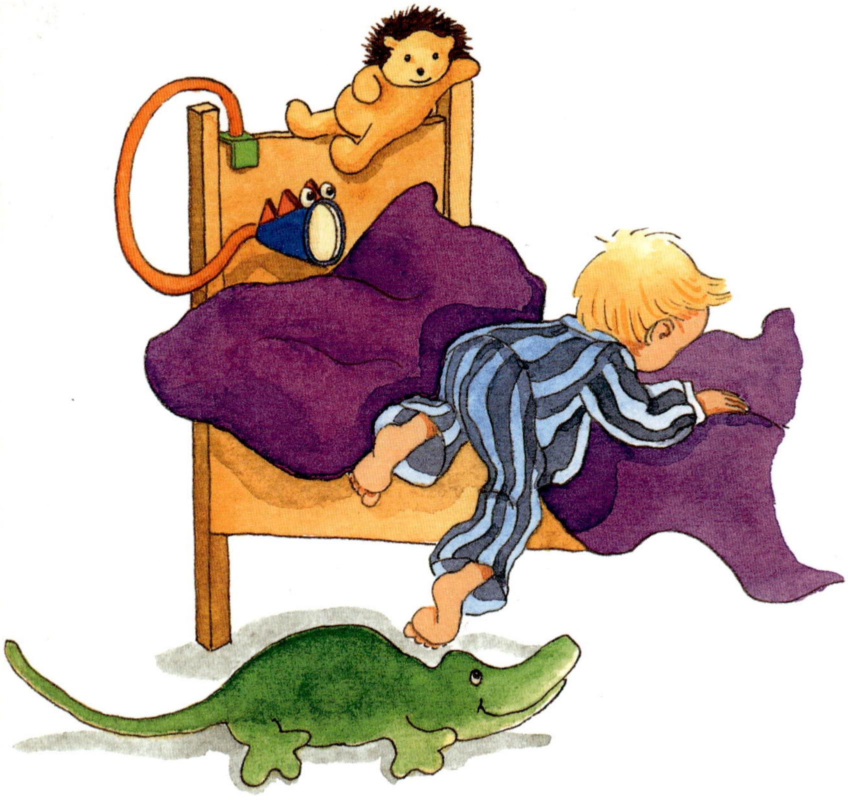

Und weil er sowieso nicht schlafen kann, beschließt er Zorro suchen zu gehen. Hier im Haus haben sie ja schon überall geschaut. Da ist er nicht. Also geht Robin raus in den Garten.

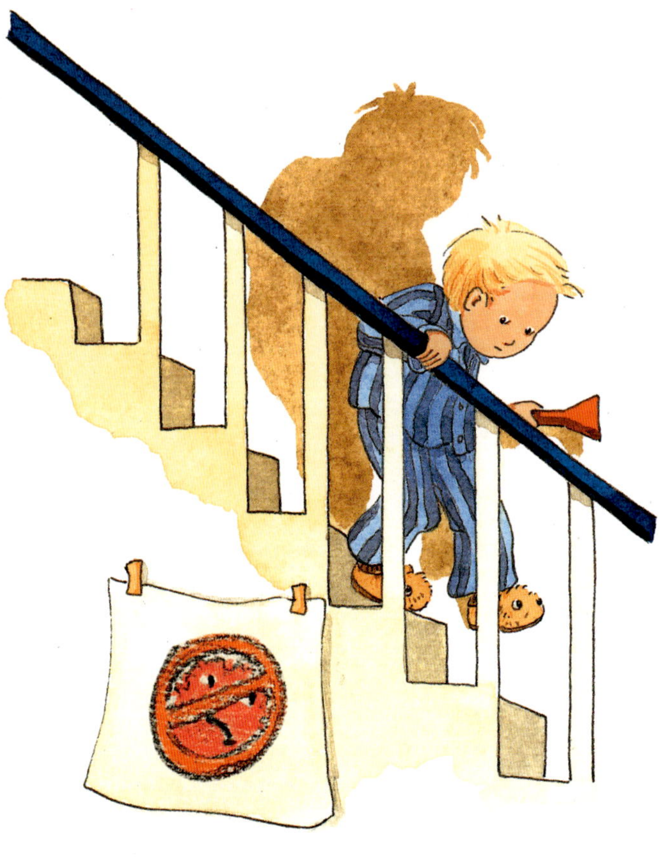

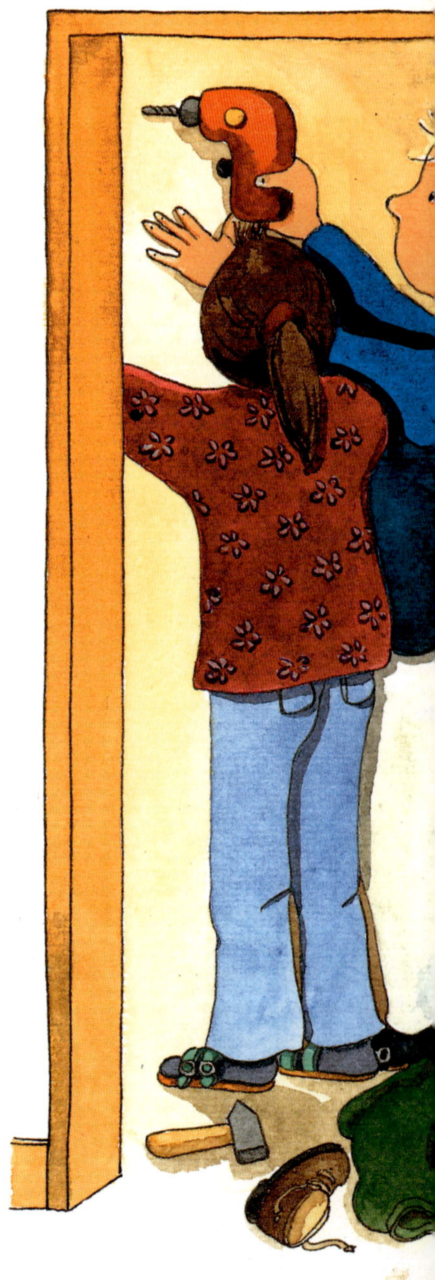

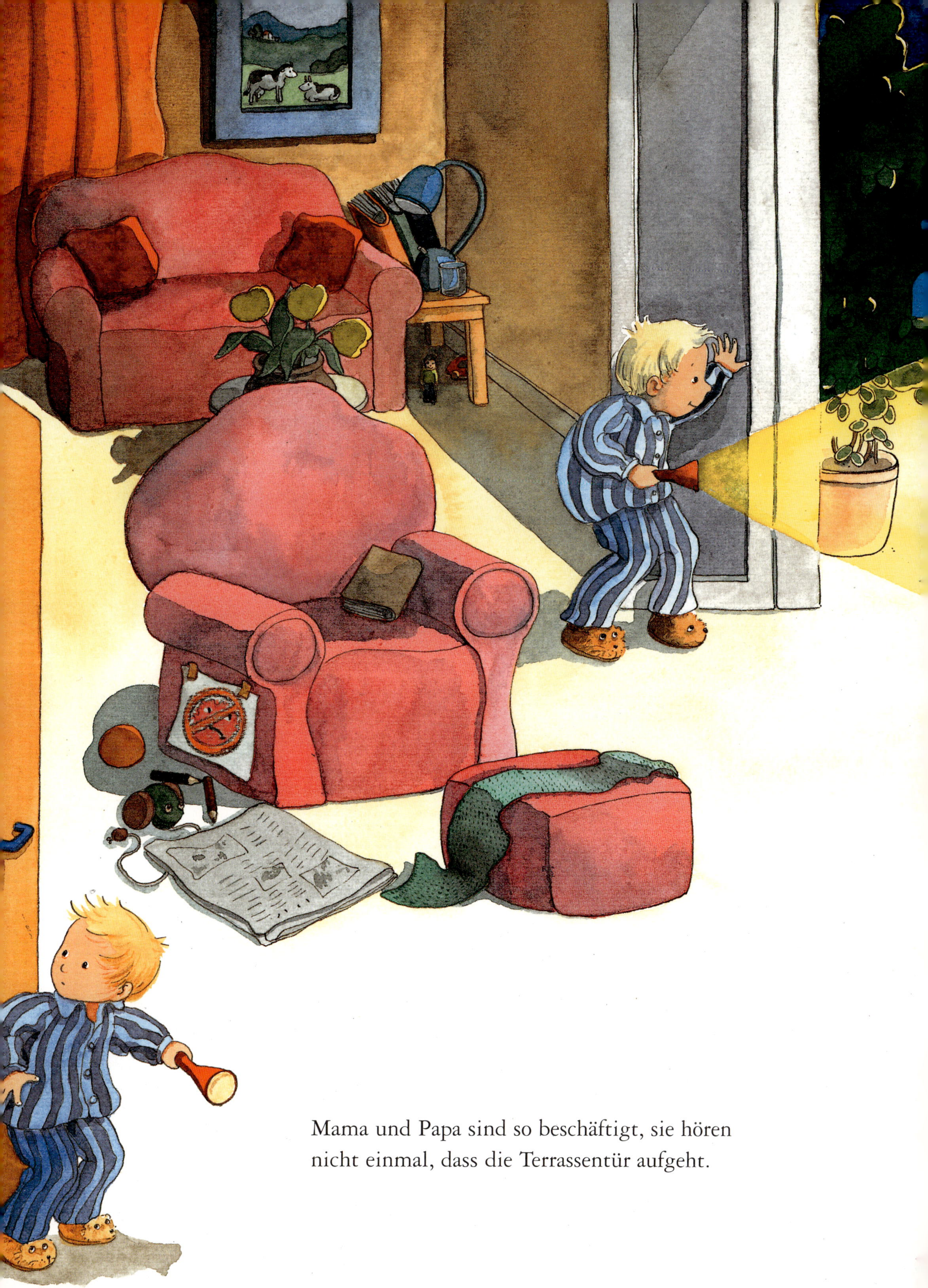

Mama und Papa sind so beschäftigt, sie hören
nicht einmal, dass die Terrassentür aufgeht.

Der Mond steht groß und rund am Himmel, sodass es gar nicht richtig dunkel ist. Trotzdem sieht der Garten in dem silbrigen Licht ganz anders aus. Erstaunt stellt Robin fest, dass es nachts keine Farben gibt. Er kann nur Hell und Dunkel unterscheiden, aber nicht Rot und Grün. Die Blumen haben ihre Blüten geschlossen und es summen weder Bienen noch singen Vögel. Nur ein paar Grillen zirpen und der Nachtwind säuselt leise in den Blättern. Ein großer Nachtfalter gaukelt lautlos im fahlen Mondlicht an ihm vorüber. Plötzlich raschelt es zwischen den Blumen. Robin springt erschrocken zur Seite.

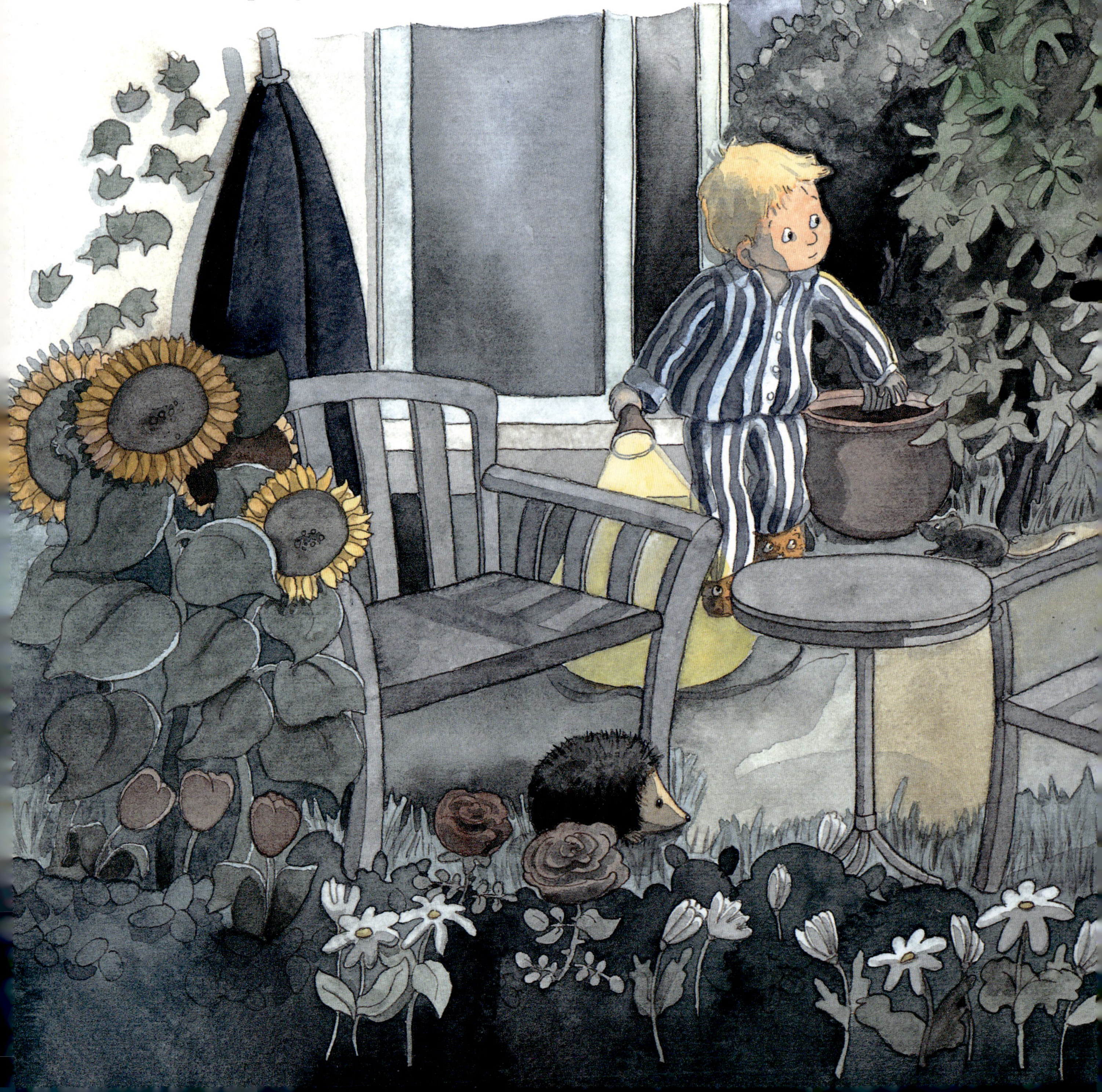

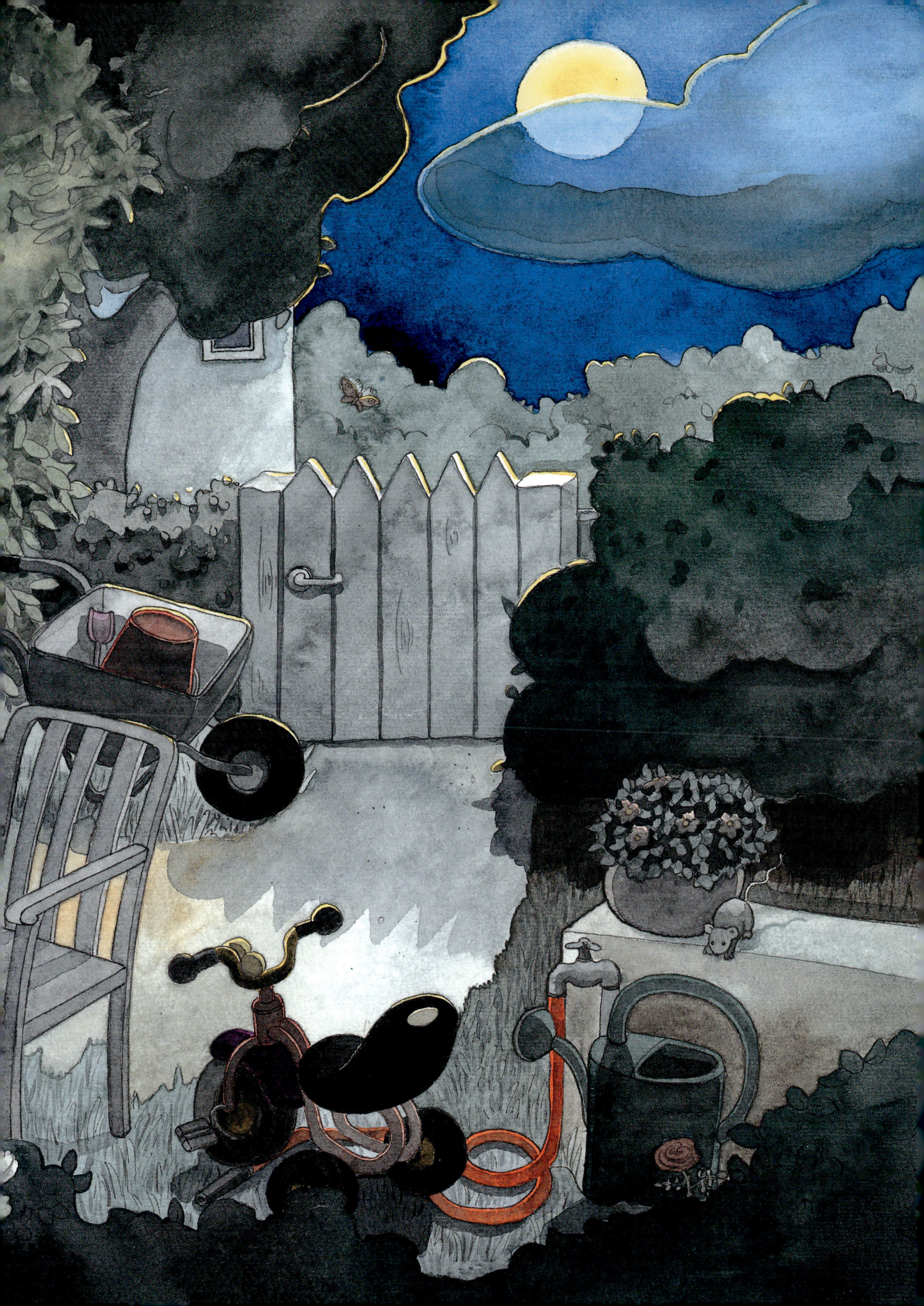

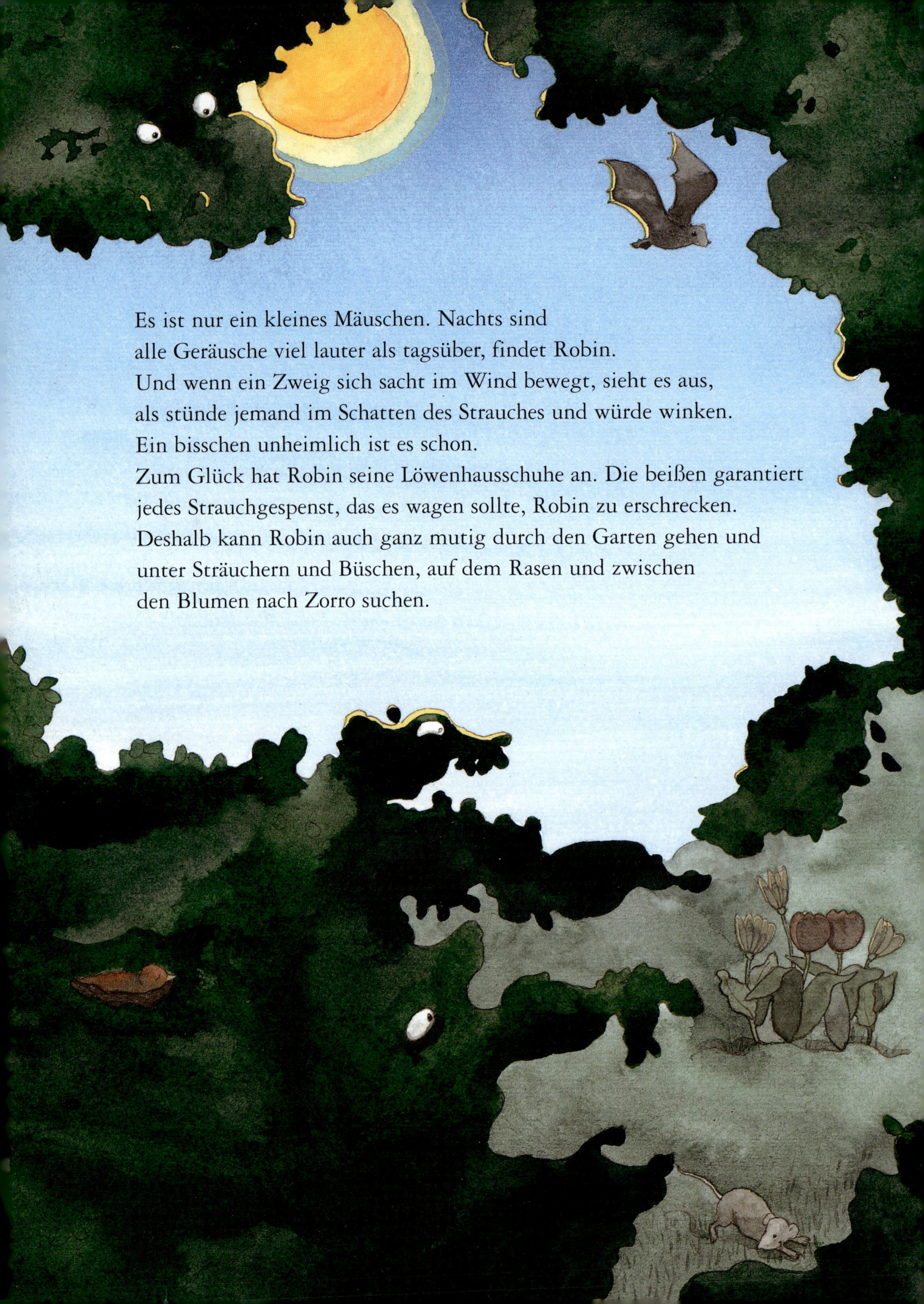

Es ist nur ein kleines Mäuschen. Nachts sind
alle Geräusche viel lauter als tagsüber, findet Robin.
Und wenn ein Zweig sich sacht im Wind bewegt, sieht es aus,
als stünde jemand im Schatten des Strauches und würde winken.
Ein bisschen unheimlich ist es schon.
Zum Glück hat Robin seine Löwenhausschuhe an. Die beißen garantiert
jedes Strauchgespenst, das es wagen sollte, Robin zu erschrecken.
Deshalb kann Robin auch ganz mutig durch den Garten gehen und
unter Sträuchern und Büschen, auf dem Rasen und zwischen
den Blumen nach Zorro suchen.

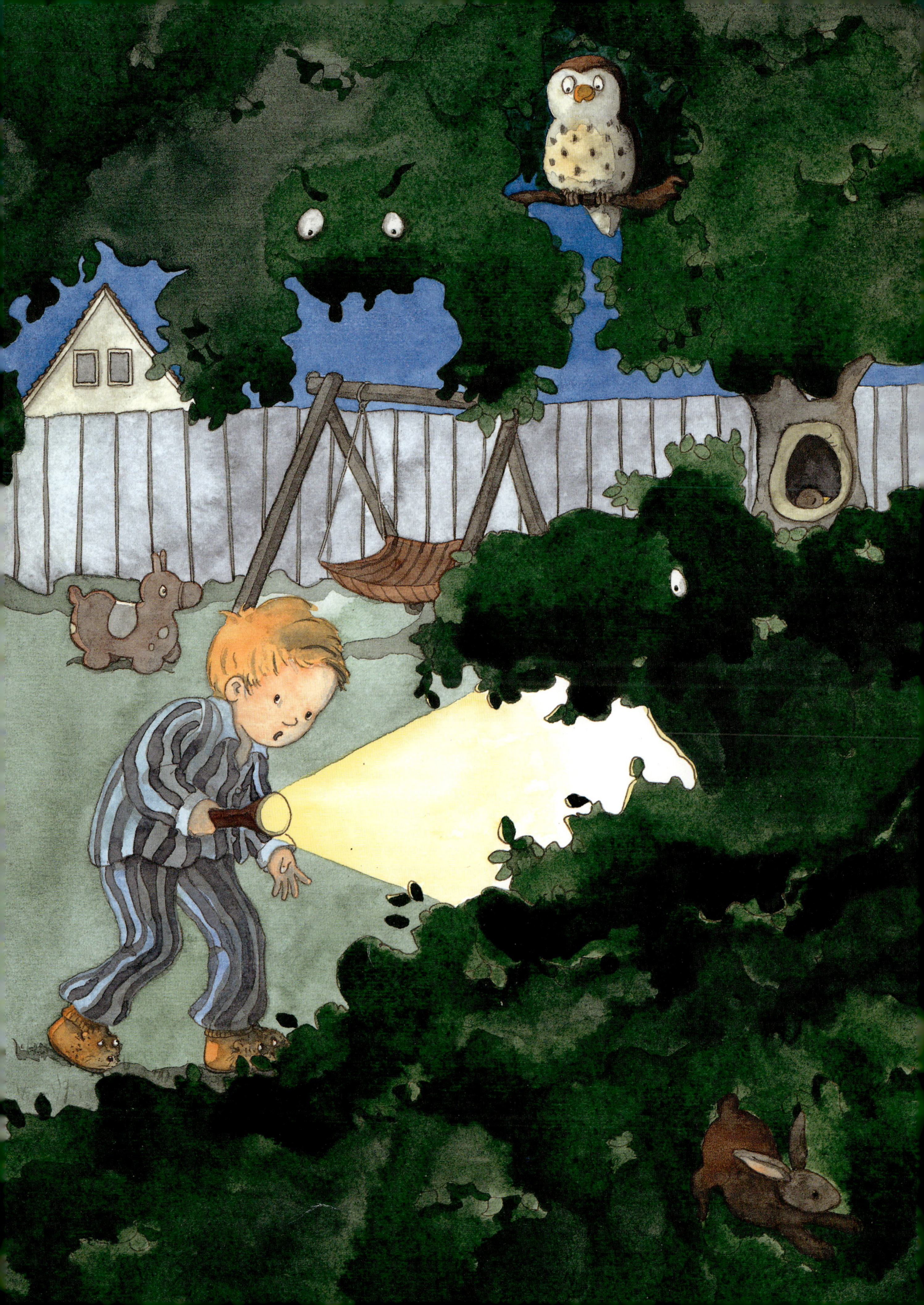

Bei Mondschein sieht auch das Klettergerüst in seiner Spielecke viel steiler aus als tagsüber. Die Schaukel quietscht leise. Robin dreht sich erschrocken um – die Schaukel ist leer. Doch ein Stück weiter sitzt jemand im Sandkasten. Das sieht Robin ganz deutlich. Vorsichtig geht er näher. Dieser Jemand bewegt sich nicht.
Ganz mutig – aber auf Zehenspitzen – schleicht Robin zum Sandkasten. Als er näher kommt, erkennt er zwei runde Ohren, eine plüschige Schnauze und eine schwarze Augenklappe.

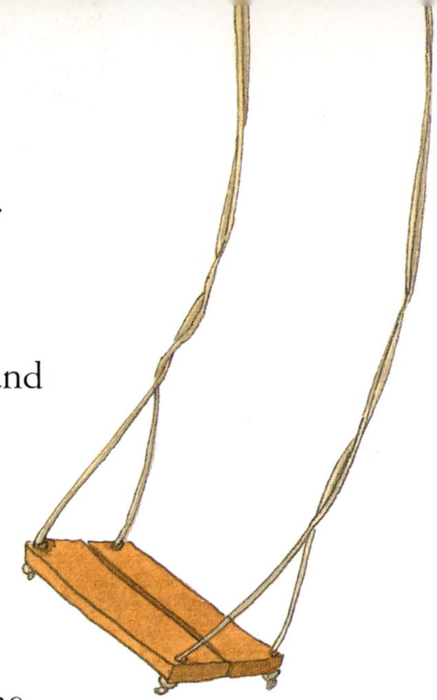

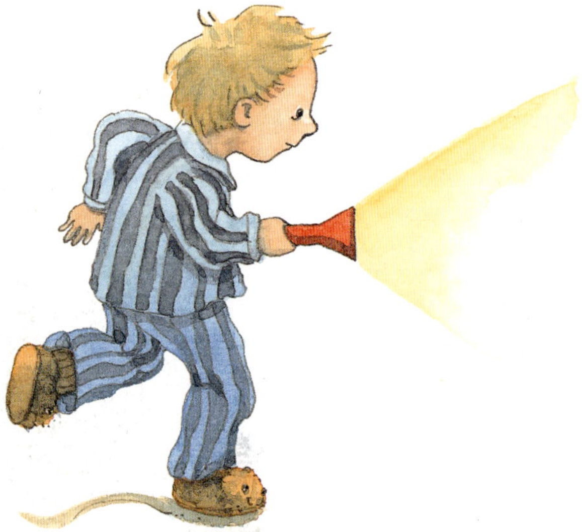

„Zorro!“, ruft Robin erleichtert. „Da bist du ja!“
Er rennt zum Sandkasten und nimmt seinen Piratenteddy in die Arme.

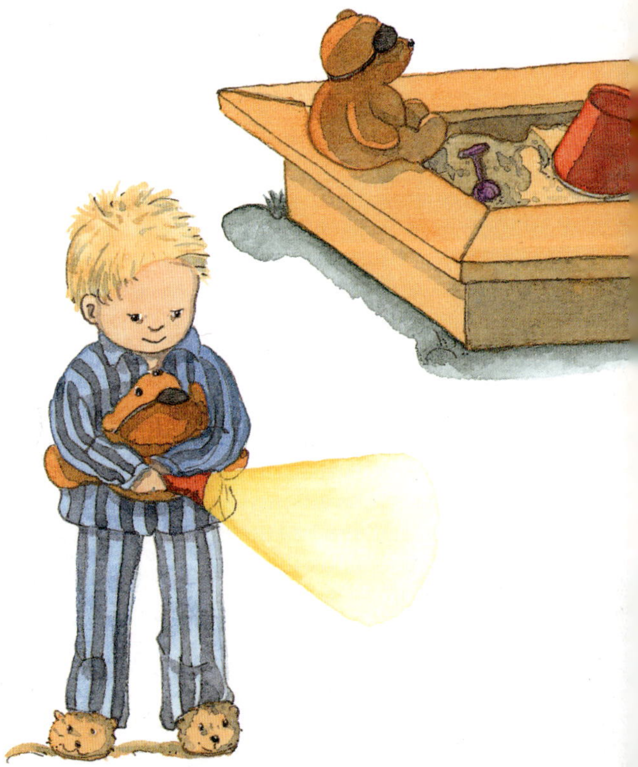

„Uff!“, seufzt da eine heisere Stimme aus Robins Spielhäuschen ganz leise. „Ist er endlich weg?“
„Wer denn?“, flüstert Robin genauso leise zurück.
„Der schreckliche Pelzpirat“, wispert die heisere Stimme.

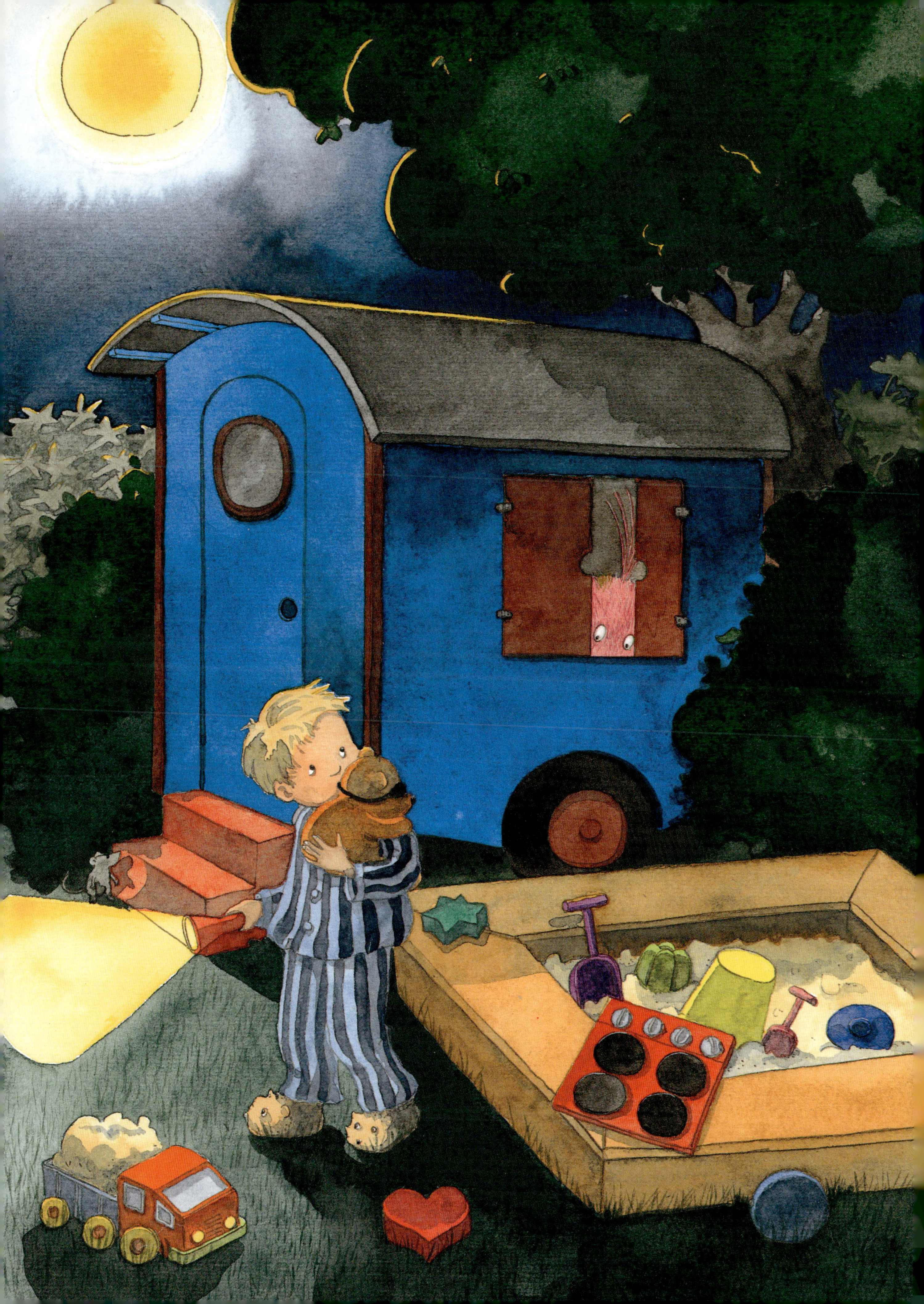

Robin sieht sich vorsichtig um. Der Garten liegt einsam und verlassen im silbernen Mondlicht. Kein Pelzpirat ist weit und breit.
„Du kannst rauskommen“, versichert Robin.
„Hier ist keiner außer uns.“

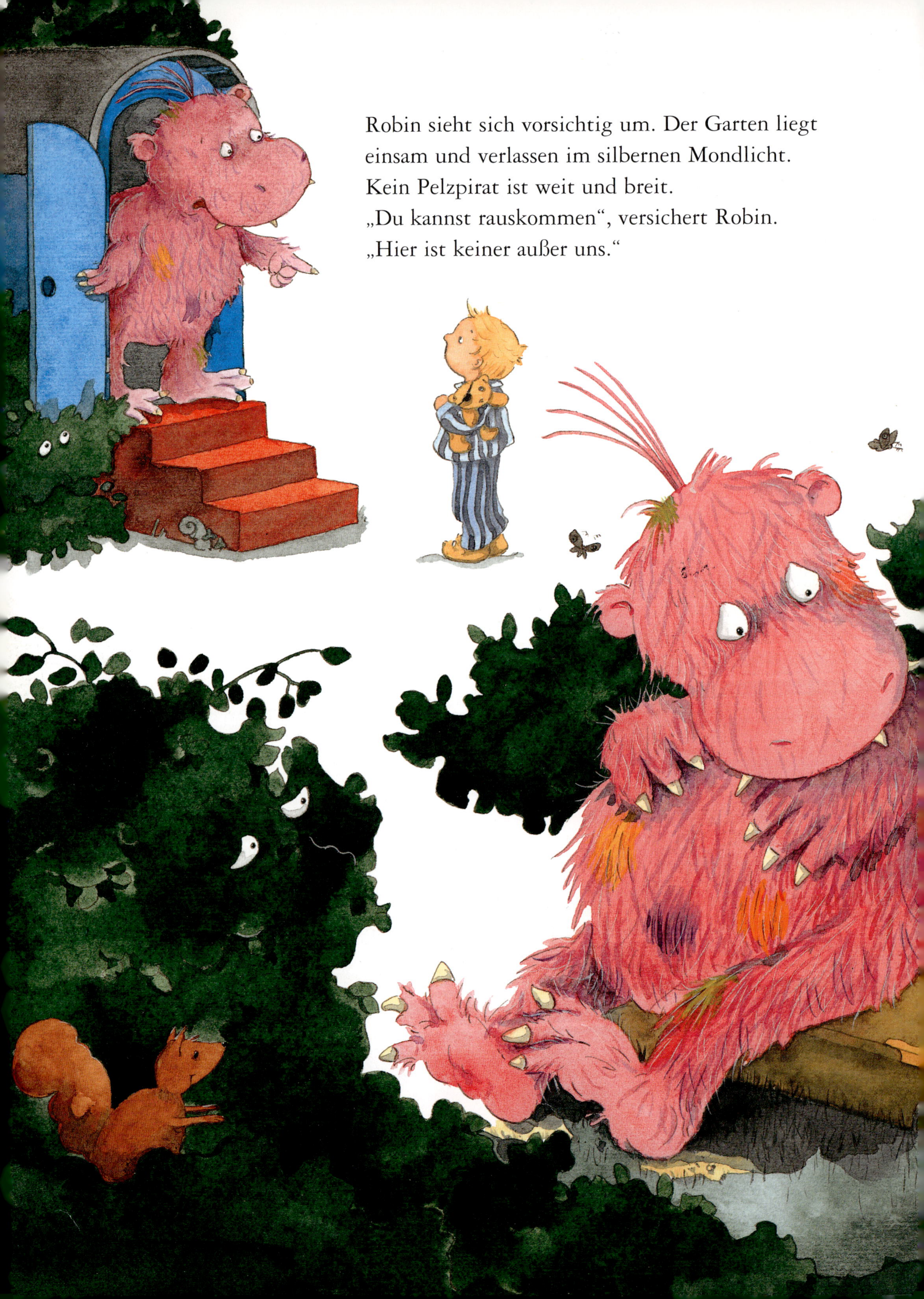

Eine wahrhaft hünenhafte, zottelige Gestalt streckt zögernd den Kopf aus der Tür, schaut nach links und rechts, quetscht sich schließlich durch die kleine Türöffnung des Holzhäuschens und lässt sich auf der Umrandung des Sandkastens nieder.
Robin setzt sich neben das Zottelwesen.
„Uff!", sagt die Gestalt noch mal erleichtert.
„Was machst du denn in unserem Garten?", fragt Robin neugierig.

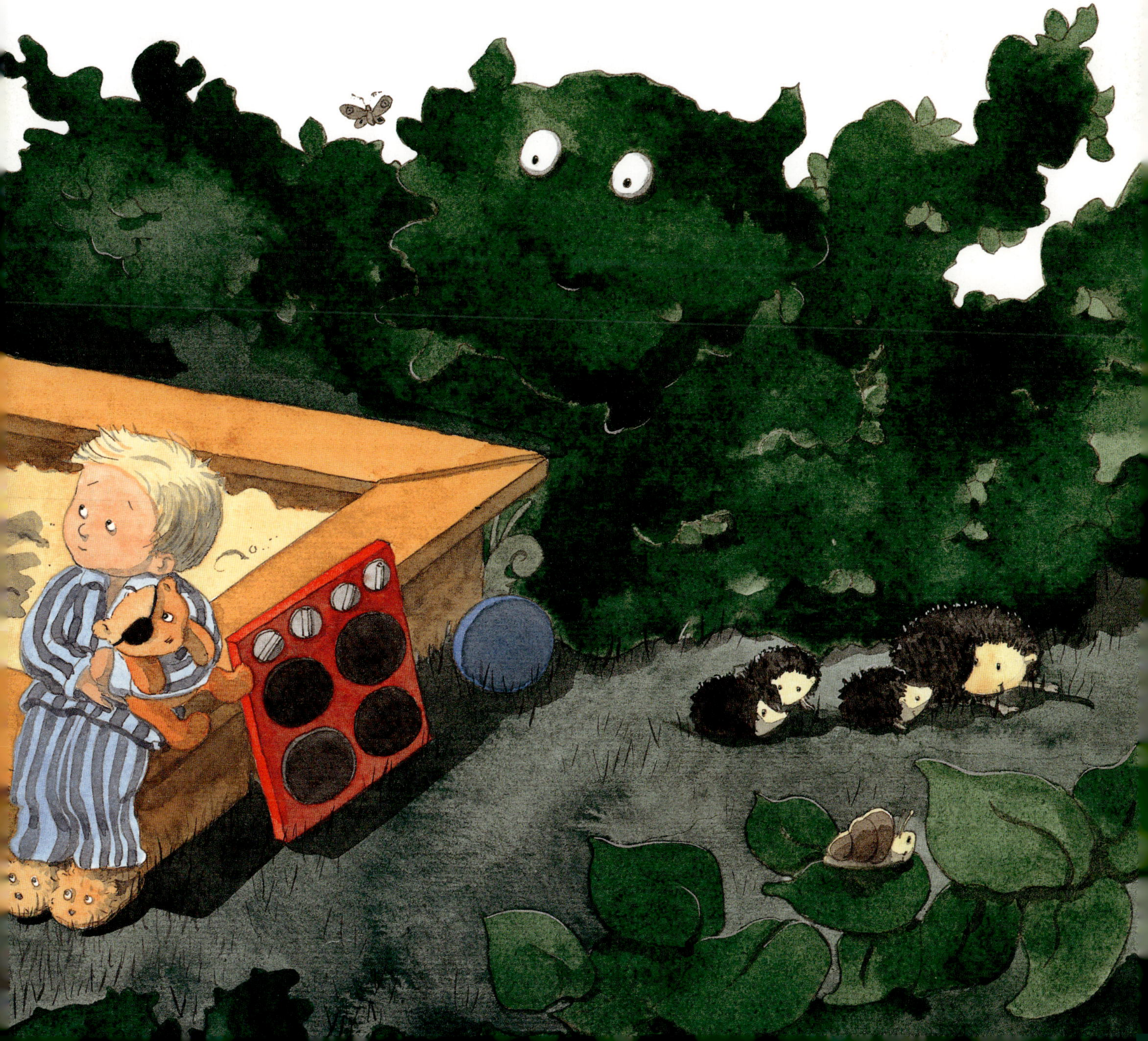

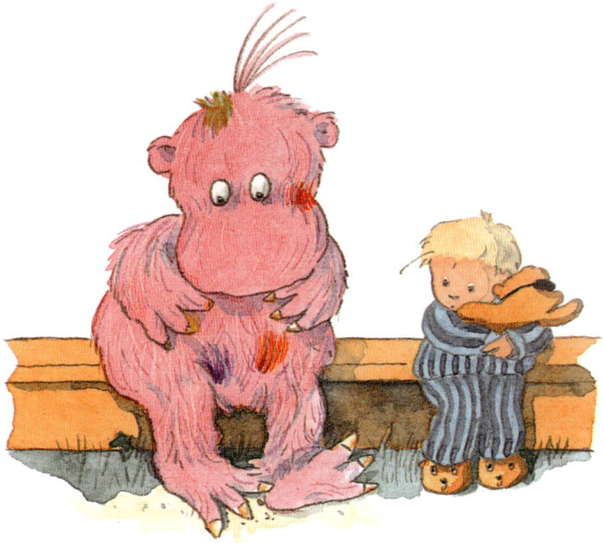

„Ich habe mich hier versteckt!“, antwortet die zottelige Gestalt und schiebt mit einem Fuß verlegen Sand hin und her. „Vor dem Pelzpiraten. Vor dem habe ich nämlich schreckliche Angst!“

„Ich habe auch oft Angst“, gesteht Robin. „Nicht vor Pelzpiraten, aber vor dem Nachtnurmler.“
„Vor dem Nachtnurmler?“, wiederholt das Zottelwesen kichernd und sieht Robin neugierig an.

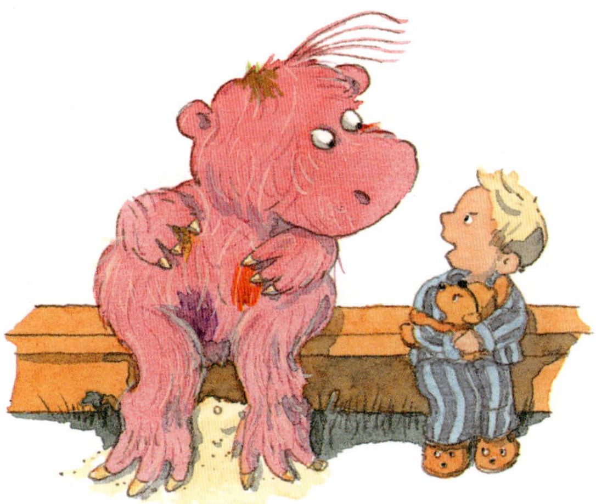

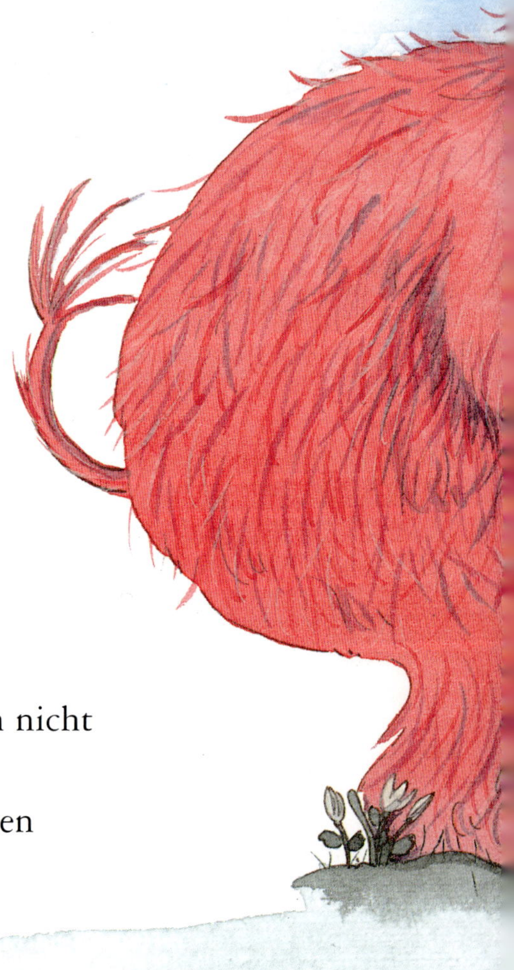

„Was gibt es denn da zu lachen?“, fragt Robin und wird ein bisschen böse. Er hat schließlich auch nicht gelacht. Robin schaut die Zottelgestalt empört an. Dann springen sie beide gleichzeitig auf und machen je drei Schritte rückwärts.

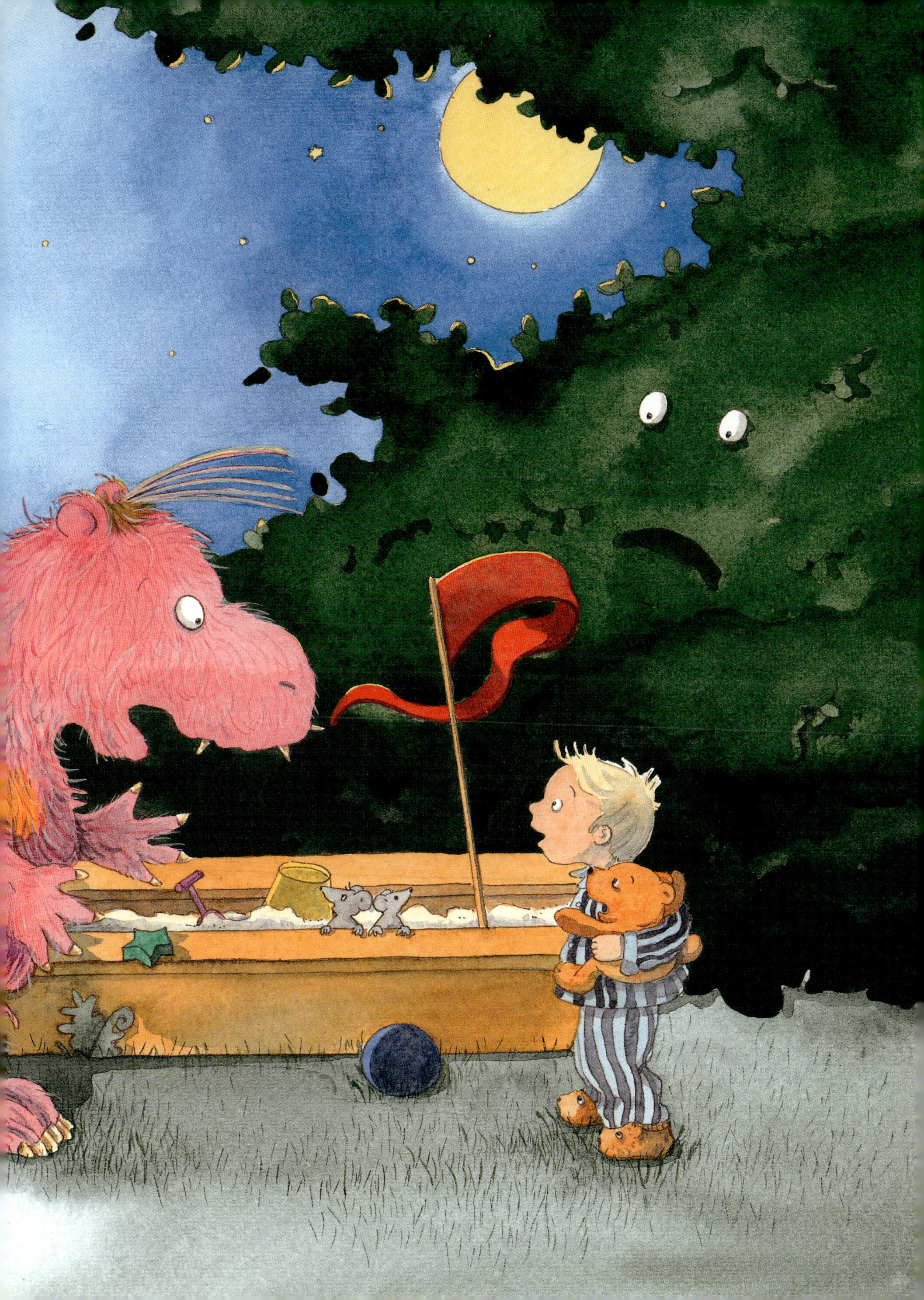

Die Zottelgestalt schreit: „Hilfe! Der Pelzpirat!“
Robin schreit: „Hilfe! Der Nachtnurmler!“
Sie schlagen sich entsetzt die Hände vors Gesicht
und kneifen die Augen fest zu.

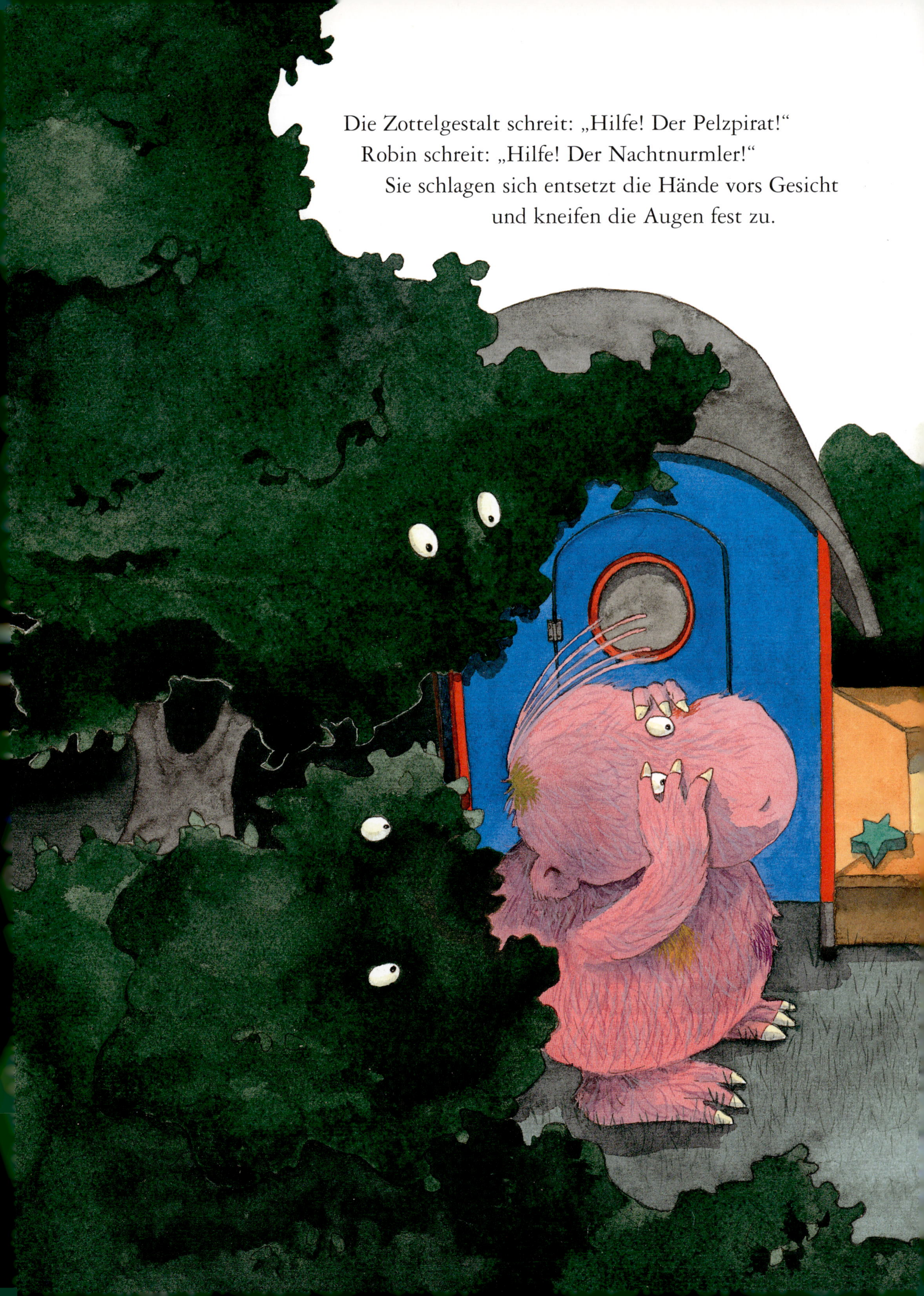

Nach einer Minute blinzelt Robin vorsichtig zwischen den Wimpern hindurch. Vielleicht ist der Nachtnurmler ja weg? Nein, er ist immer noch da – und er zittert wie Espenlaub.
Überrascht stellt Robin fest, dass der zottelige Nachtnurmler mindestens so große Angst hat wie er selbst. Die hünenhafte Gestalt deutet bibbernd auf Zorro.
Plötzlich versteht Robin, wen der Nachtnurmler mit Pelzpirat meint: den Teddybären mit der schwarzen Augenklappe – seinen Zorro!

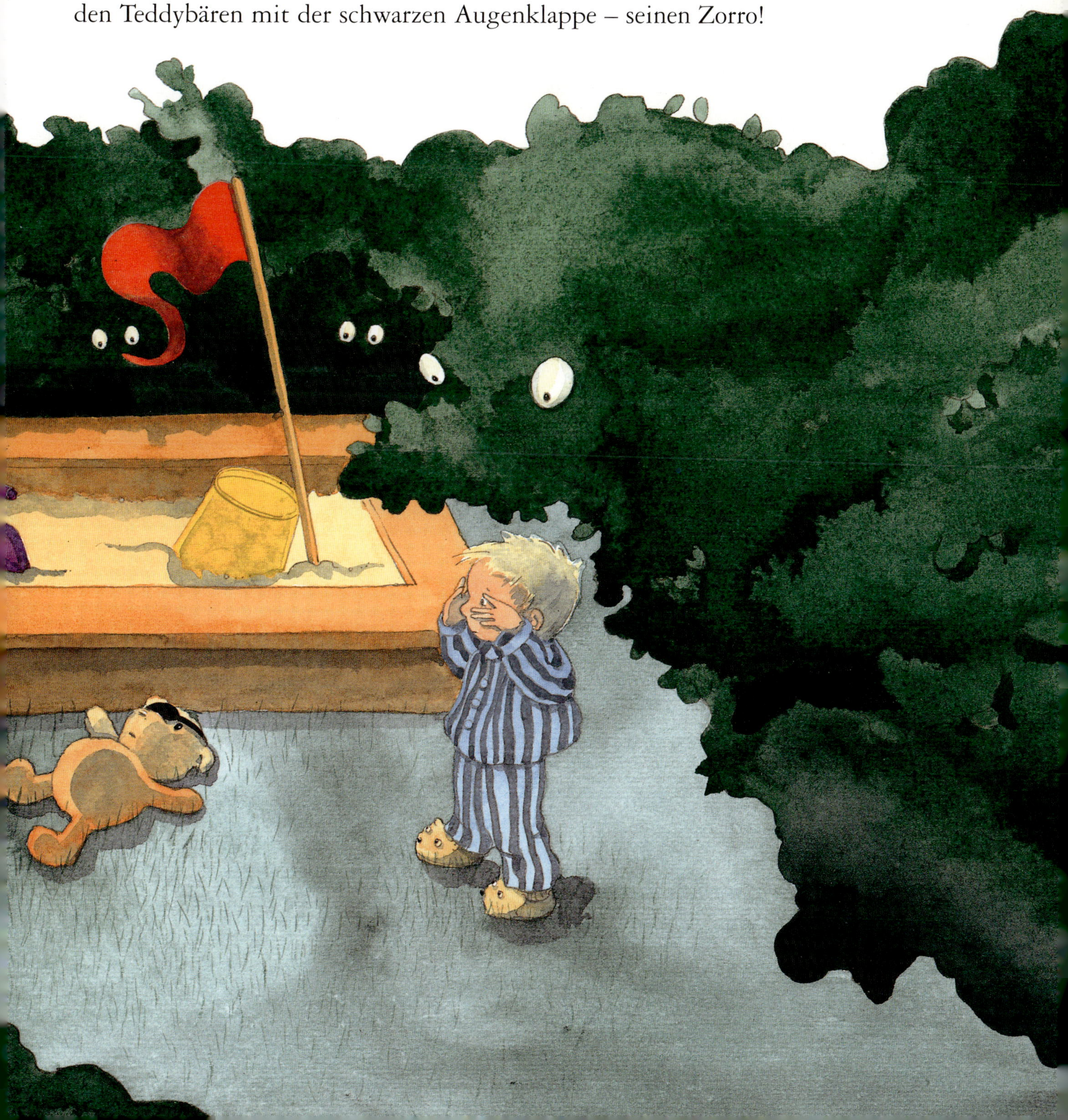

Da hat Robin auf einmal gar nicht mehr so große Angst vor dem Nachtnurmler. Jemand, der sich selbst so sehr fürchtet, kann überhaupt nicht richtig gefährlich sein. Oder doch?
Robin nimmt Zorro wieder auf den Arm und sagt: „Wenn du versprichst, niemals wieder in deinem ganzen Leben nachts in unseren Garten oder in mein Kinderzimmer zu kommen, halte ich den Pelzpiraten fest!"
„Ehrlich versprochen?", fragt der Nachtnurmler zähneklappernd.
Robin nickt. „Ehrlich versprochen."
„Wohnt der Pelzpirat etwa bei dir?", fragt der Nachnurmler.
„Klar", antwortet Robin. „Er schläft sogar bei mir im Bett!
Und ein Krokodil und einen Tiger habe ich auch noch."
„Oje! Dich komme ich bestimmt nie besuchen!", sagt
der Nachtnurmler schnell.

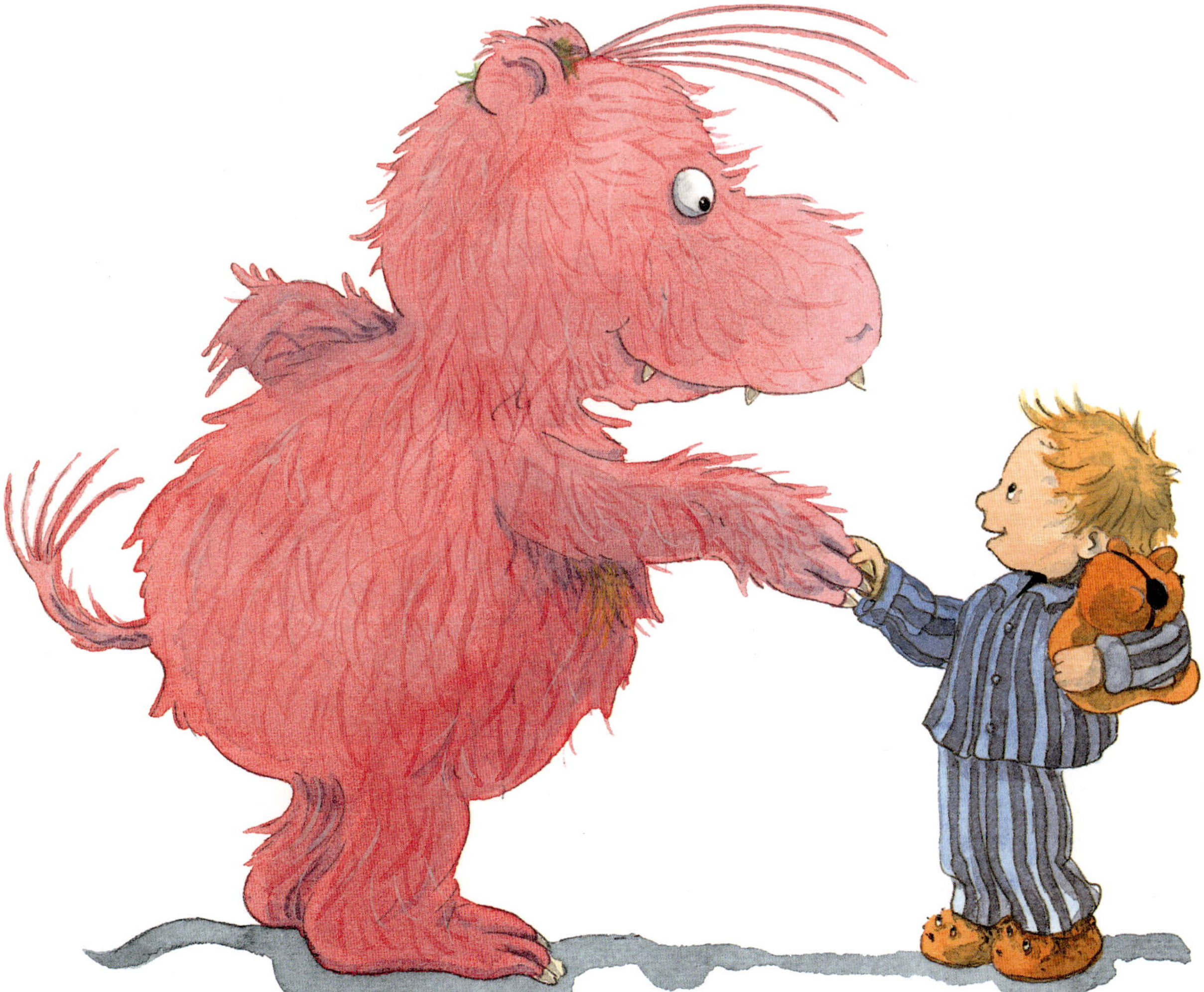

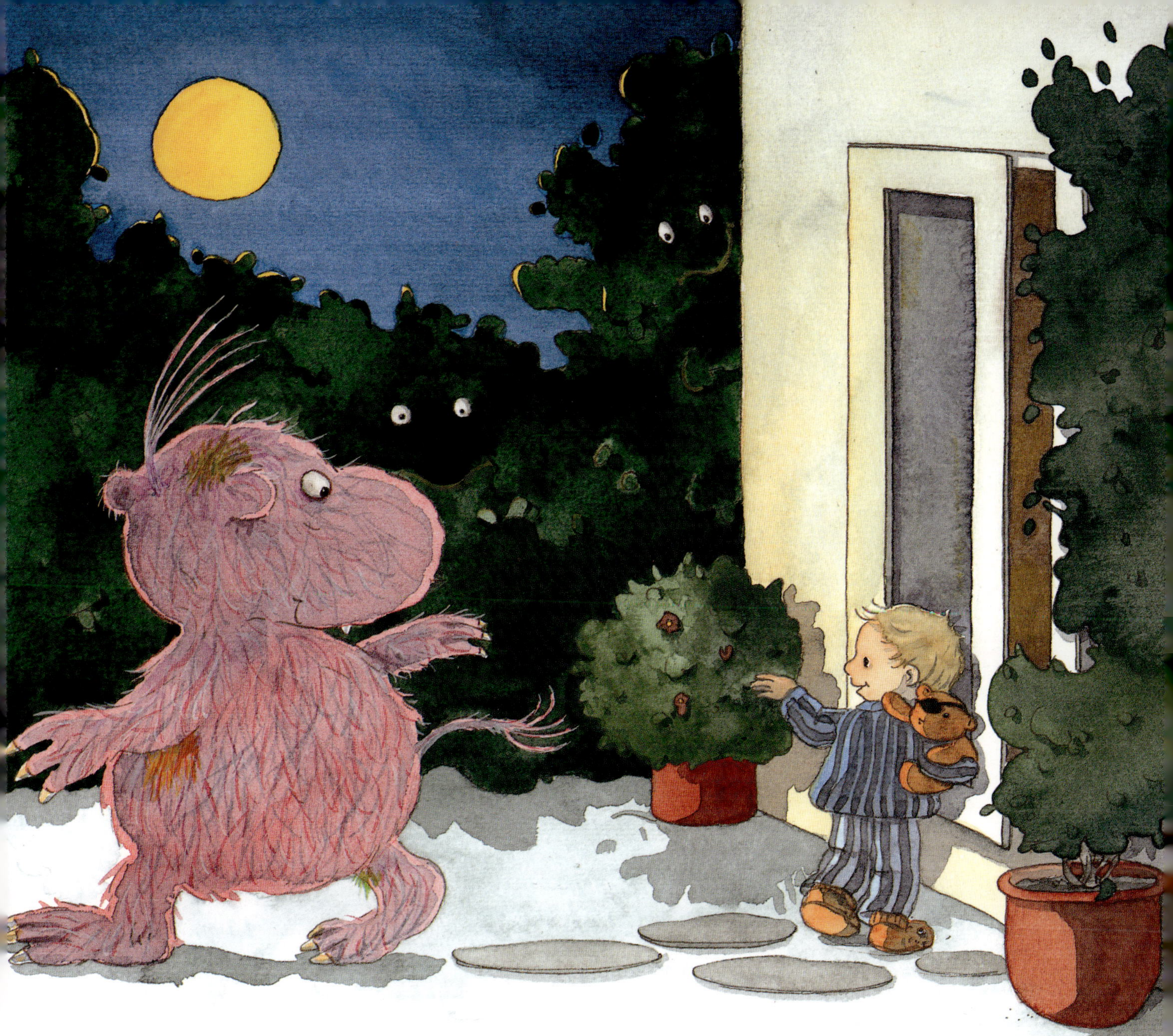

„Gut!“, antwortet Robin. „Hauptsache, du vergisst das nicht, Nachtnurmler!“
„Bestimmt nicht!“, versichert der Nachtnurmler. „Und wenn du mal wieder nachts spazieren gehst, lass doch bitte den Pelzpiraten zu Hause!“
„Mal sehen!“, sagt Robin, dann dreht er sich um und geht schnell zurück ins Haus.

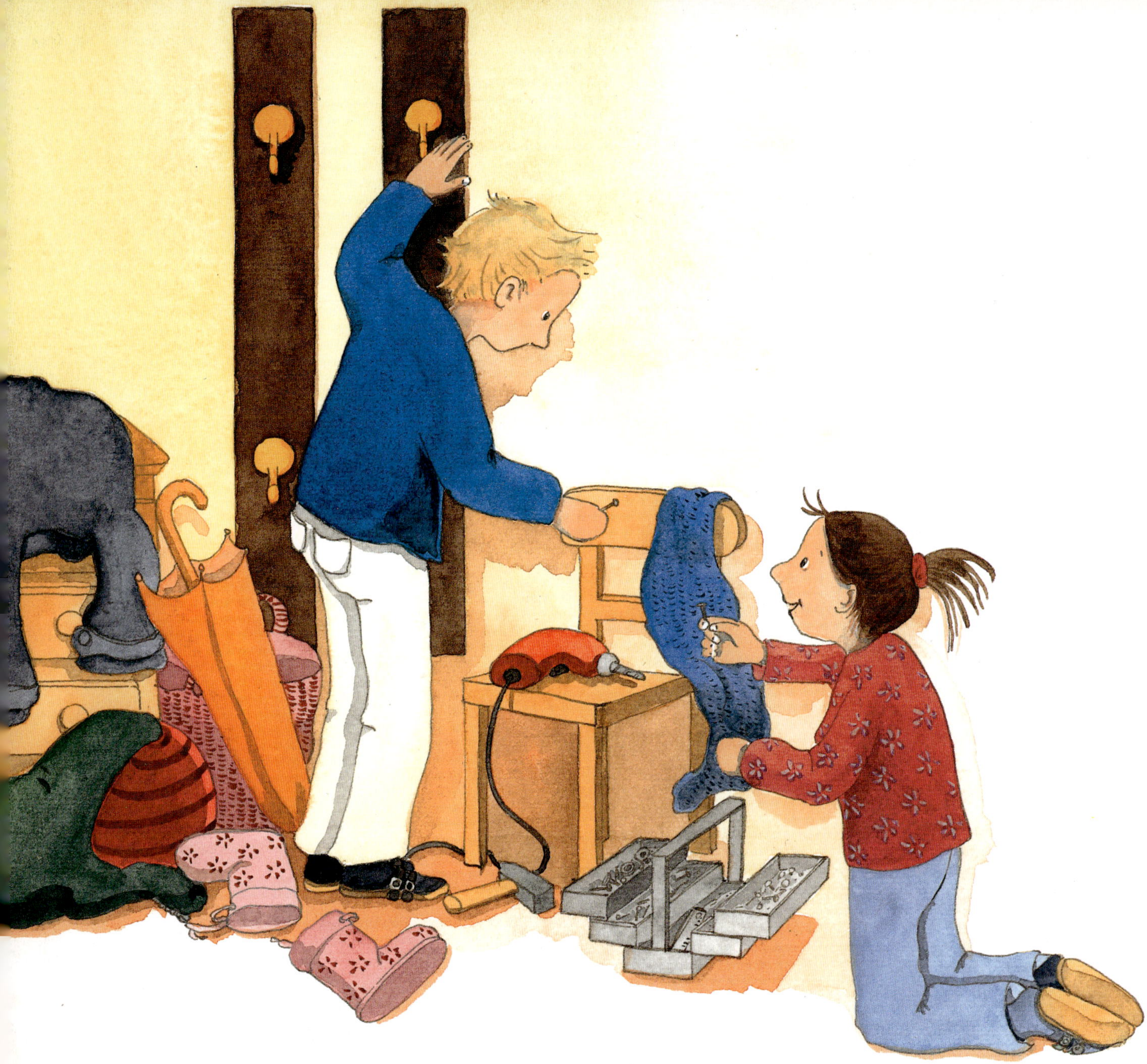

Papa und Mama sind immer noch nicht fertig mit der Garderobe. Sie merken gar nicht, dass Robin wieder reinkommt.
Zufrieden kuschelt Robin sich mit Zorro ins Bett. Jetzt muss er keine Angst mehr vor dem Nachtnurmler haben.
Trotzdem – ohne Zorro wird Robin auch in Zukunft nicht ins Bett gehen. Schließlich ist Zorro nicht nur ein mutiger und verwegener Pirat, sondern ein kuscheliger und weicher Teddy!
Als Mama kurze Zeit später noch mal ins Kinderzimmer schaut, schläft Robin schon ganz fest – und Zorro passt gut auf ihn auf.

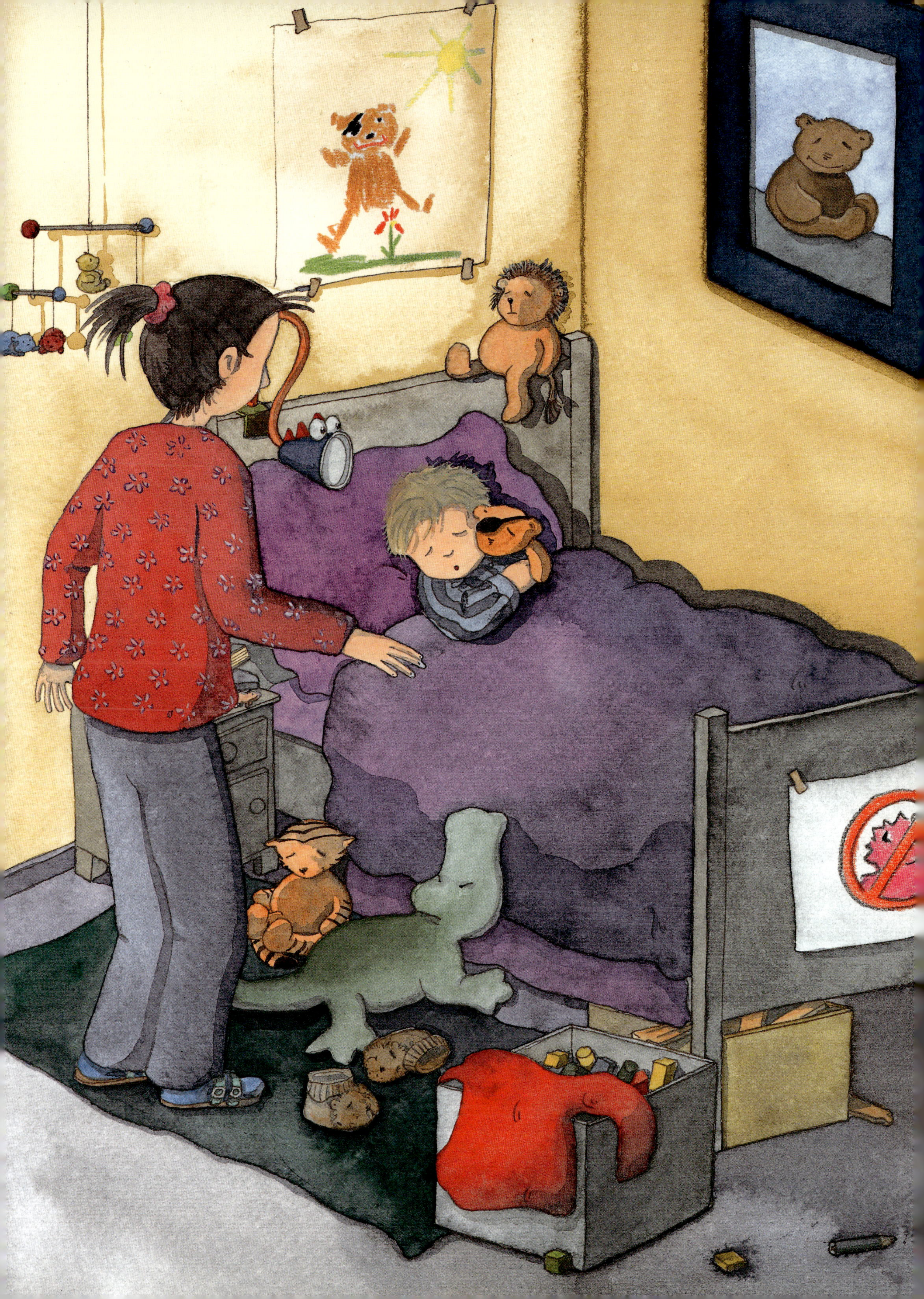

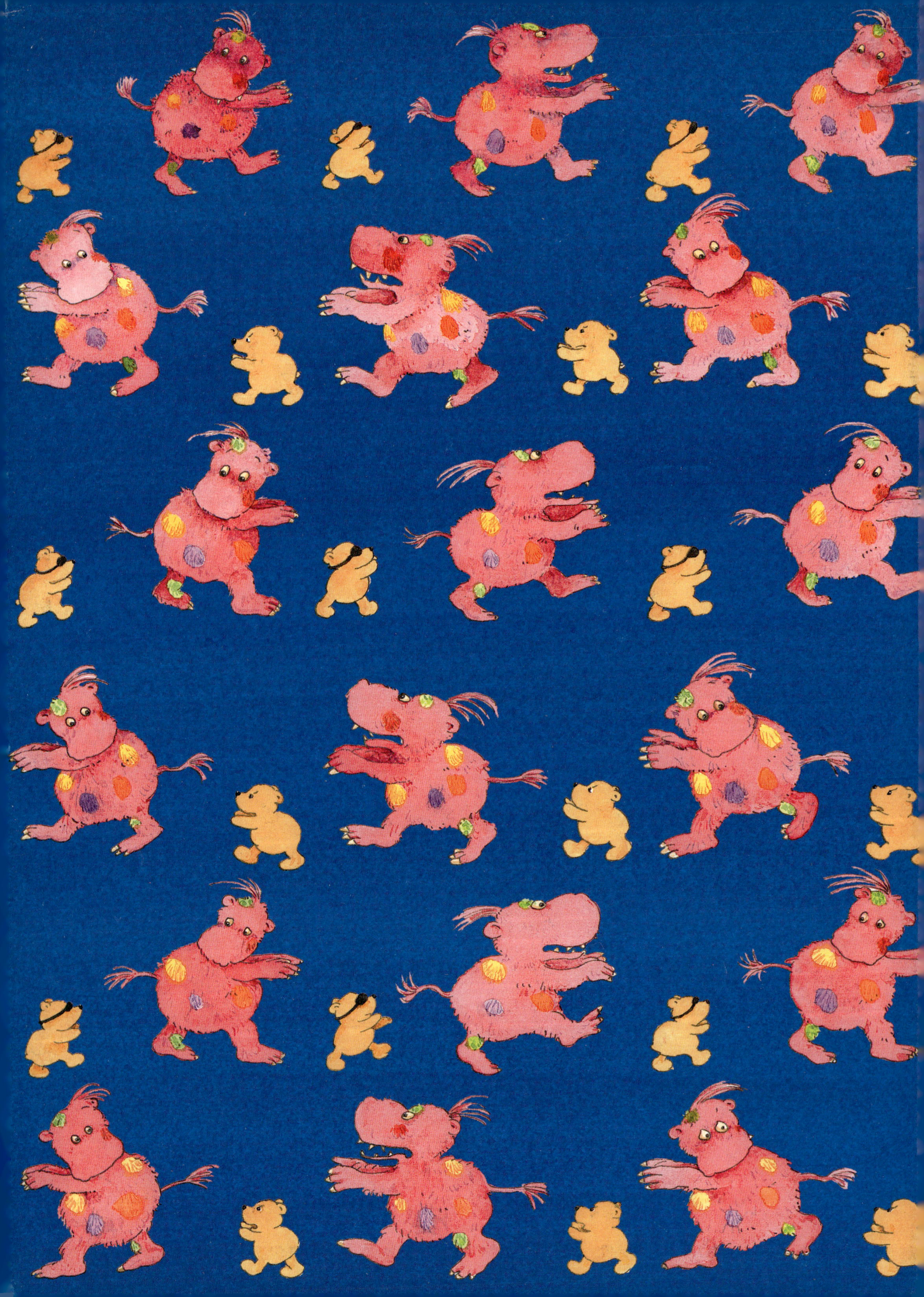

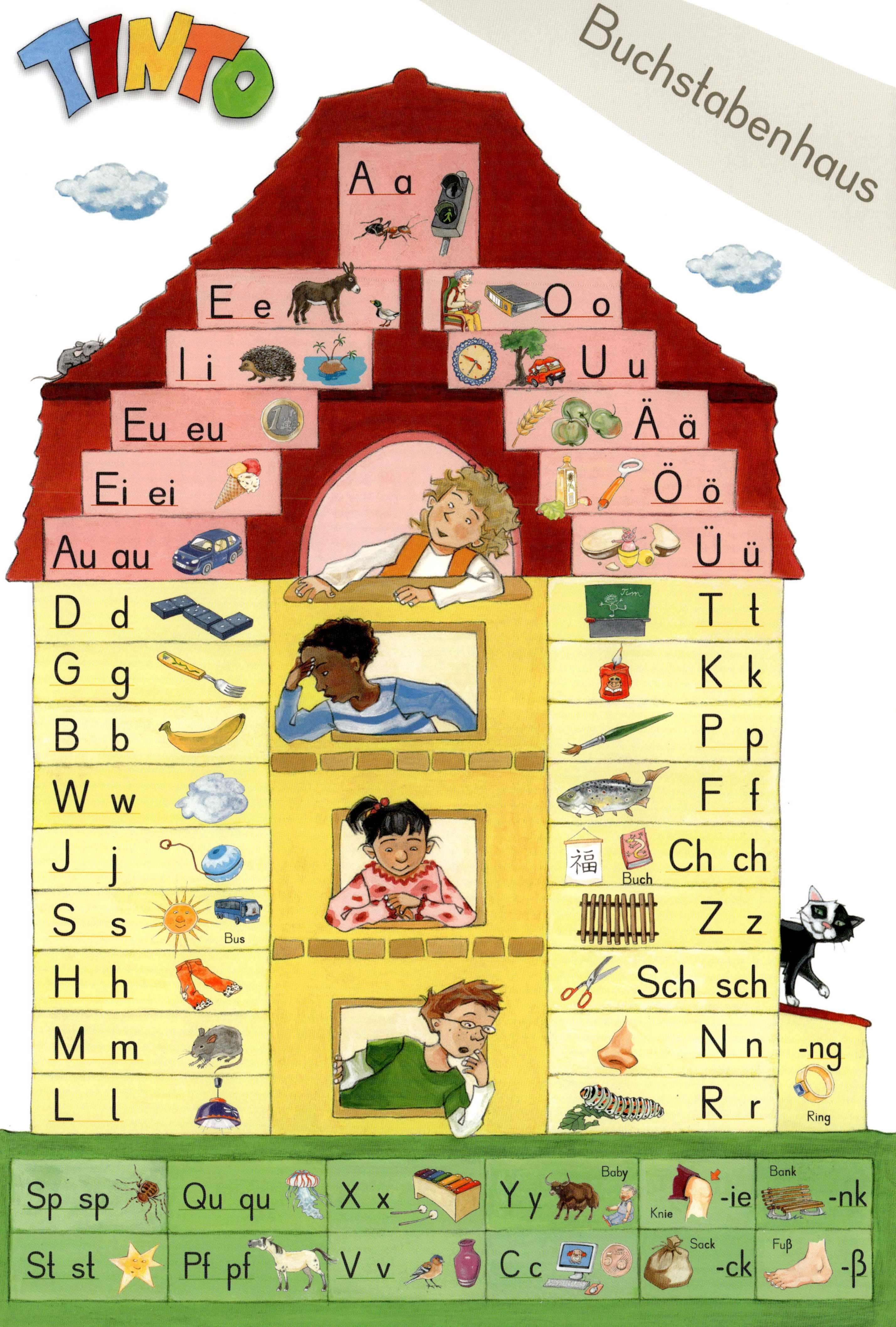
TINTO
Buchstabenhaus
A a
E e
O o
I i
U u
Eu eu
Ä ä
Ei ei
Ö ö
Au au
Ü ü
D d
T t
G g
K k
B b
P p
W w
F f
J j
福
Buch
Ch ch
S s
Bus
Z z
H h
Sch sch
M m
N n
-ng
L l
R r
Ring
Sp sp
Qu qu
X x
Y y
Baby
Knie
-ie
Bank
-nk
St st
Pf pf
V v
C c
Sack
-ck
Fuß
-ß

TINTO

BUCHSTABENHAUS

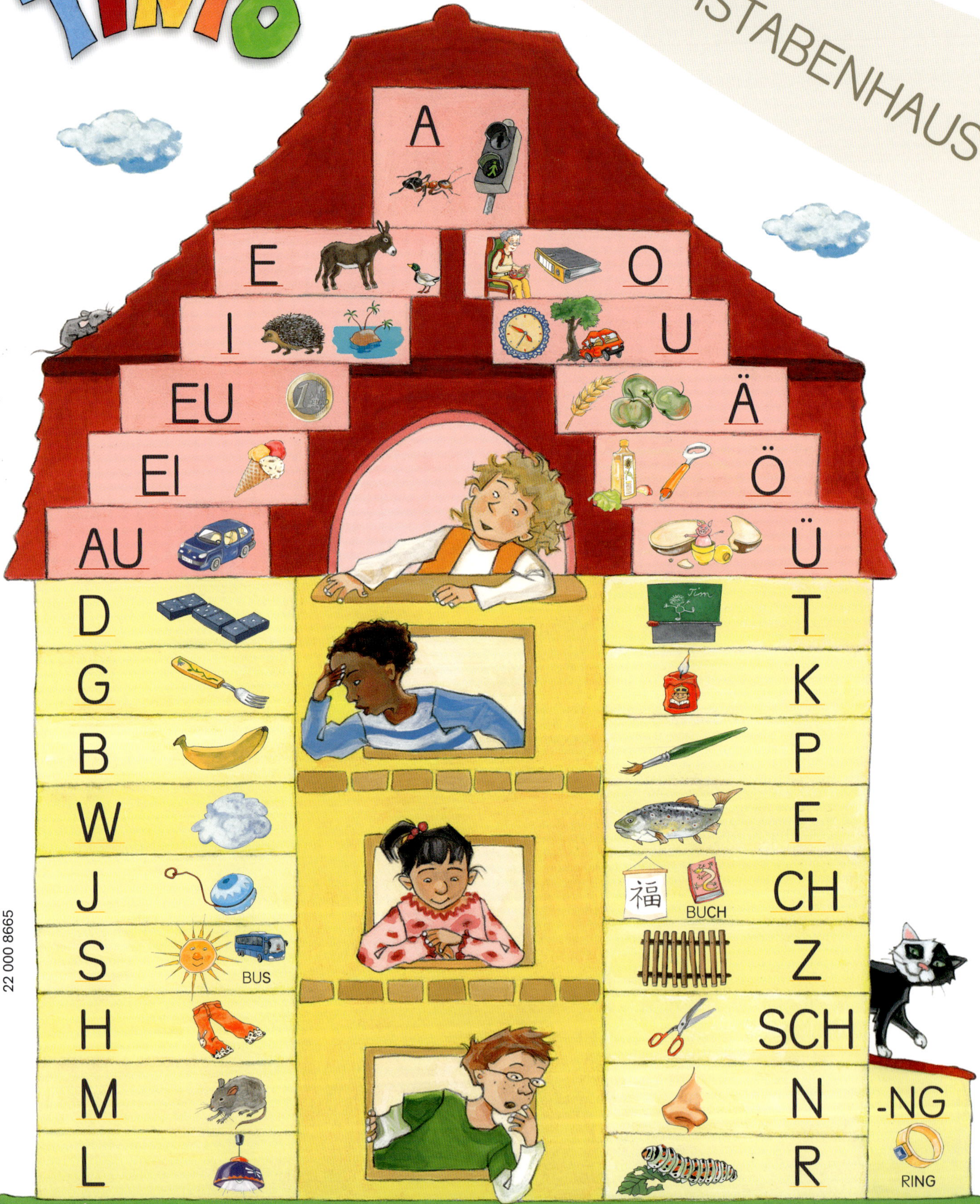

22 000 8665

NAME:

Illustration: Eva Czerwenka

Cornelsen

ISBN 978-3-06-084272-8